江苏省社会科学基金项目研究成果
项目号: 20GLB006

江苏健康产业
创新生态系统研究

关雪凌　著

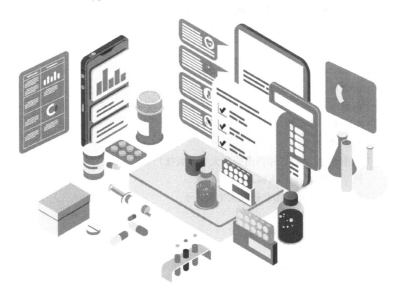

西南大学出版社
国家一级出版社　全国百佳图书出版单位

图书在版编目(CIP)数据

江苏健康产业创新生态系统研究 / 关雪凌著. -- 重庆:西南大学出版社, 2024.6
ISBN 978-7-5697-2371-7

Ⅰ.①江… Ⅱ.①关… Ⅲ.①医疗保健事业—研究—江苏 Ⅳ.①R199.2

中国国家版本馆CIP数据核字(2024)第087742号

江苏健康产业创新生态系统研究

JIANGSU JIANKANG CHANYE CHUANGXIN SHENGTAI XITONG YANJIU

关雪凌　著

责任编辑｜何雨婷
责任校对｜何思琴
装帧设计｜叕十堂 _ 未　氓
排　　版｜杜霖森
出版发行｜西南大学出版社(原西南师范大学出版社)
　　　　　网　　址｜www.xdcbs.com
　　　　　地　　址｜重庆市北碚区天生路2号
　　　　　邮　　编｜400715
　　　　　电　　话｜023-68868624
经　　销｜全国新华书店
印　　刷｜重庆市圣立印刷有限公司
成品尺寸｜160 mm×235 mm
印　　张｜12
字　　数｜200千字
版　　次｜2024年6月 第1版
印　　次｜2024年6月 第1次
书　　号｜ISBN 978-7-5697-2371-7
定　　价｜60.00元

引言

　　健康产业一头连着经济发展，一头连着国计民生，高质量发展的健康产业不但能为经济提供新的发展动力，为促进人民健康提供保障，还能为建设"健康中国"提供有力支撑。健康产业的高质量发展离不开创新，在国家21部委联合颁布的《促进健康产业高质量发展行动纲要（2019—2022年）》中17次提到"创新"，强调创新驱动在健康产业发展中的战略作用。

　　创新的理念和模式决定了产业系统发展的前景。在百年变革加速演进的当下，创新早已不是依靠单个组织单打独斗能够完成的任务，建设产业创新生态系统成为产业形成可持续、独特的竞争优势的法宝。回顾已有研究，学者们对产业创新生态系统的研究不断深入，但在健康产业领域，对整个产业系统群落式、系统式创新的研究仍不多见。

　　江苏省健康产业具有良好的基础和一定的优势，近年来推出的系列政策措施推动了产业的创新发展。本研究聚焦江苏健康产业创新生态系统，综合创新理论、产业经济学、系统科学、演化经济学等多学科理论，对系统的主体、运行机制、运行状态进行分析，并结合数字时代系统发展特征以及国内外健康产业创新生态系统发展案例，提出江苏健康产业创新生态系统的优化路径及对策。具体章节安排如下：

　　第一章，回顾健康产业创新生态系统的发展背景。由产业创新生态系统、健康产业的概念和发展历程引入，介绍健康产业的创新前沿，从环境、需求和产业三方面分析江苏健康产业创新发展的基础，以梳理江苏健康产业创新生态系统发展的背景。

第二章,对江苏健康产业创新生态系统主体进行分析。选择健康产业规模大、总体发展好、具有创新优势的省份与江苏进行比较,比较各省份健康产业创新生态系统中不同主体要素的发展情况,以分析江苏健康产业创新生态系统的优势与不足,找准定位。

第三章,分析江苏健康产业创新生态系统运行机制。构成创新生态系统的要素间相互结合,形成了健康产业创新生态系统中的动力机制、运作机制和演化机制,本章分别从上述三个方面对江苏健康产业创新生态系统机制进行分析。

第四章,评价江苏健康产业创新生态系统状态。选取系统创新效率、系统协同度和系统韧性来评价系统的运行状态。通过与其他区域的比较,客观评价江苏健康产业创新生态系统,发现江苏健康产业创新生态系统在运行过程中的优势与不足。

第五章,分析数字时代背景下的江苏健康产业创新生态系统。数字技术和数字经济的发展已经成为驱动经济增长、推动经济发展的新引擎。在数字时代,江苏健康产业创新生态系统面临新的机遇和挑战。分析数字化转型对健康产业创新生态系统不同维度的作用机制、系统演进的驱动机制和系统韧性的作用机制,能为江苏健康产业创新生态系统适应新时代要求提供新思路。

第六章,分析国内外健康产业创新生态系统的典型案例。对美国波士顿、瑞士苏黎世和上海张江等区域的健康产业创新生态系统的发展历程和运行模式进行分析,以"他山之玉"为江苏健康产业创新生态系统的发展提供借鉴。

第七章,分析江苏健康产业创新生态系统的典型案例。以健康产业创新生态系统发展水平较高、具有一定特色的苏州和南京为例,分析其健康产业创新生态系统的发展模式和经验,并思考江苏健康产业创新生态系统发展存在的不足之处。

第八章,提出江苏健康产业创新生态系统优化路径与对策。分别从系统主体和系统运行的不同角度提出系统优化路径,并从不同层面提出改进系统的对策措施,以促进江苏健康产业创新生态系统良性发展。

目录

第一章

健康产业创新生态系统的发展背景

创新生态系统是健康产业创新的最新范式,本章由产业创新生态系统、健康产业的概念和发展历程引入,介绍健康产业的创新前沿,从环境、需求和产业三方面分析江苏健康产业创新发展的基础,以梳理江苏健康产业创新生态系统发展的背景。

第一节 产业创新生态系统的概念与功能

一、创新范式的演进

"创新"的概念最早由熊彼特于1912年提出。随着科技的发展,经济社会的进步,实践活动的不断深入,创新的范式先后经历了三个阶段的发展,分别是被称为创新范式1.0的线性创新、被称为创新范式2.0的体系创新和被称为创新范式3.0的创新生态系统。(李万等,2014)

创新范式1.0为线性创新,其特征是以单个组织为创新主体,通过自主研发,实现具有扩散效应及外部性效应的集中式内向型的创新。在此阶段,创新以新古典经济理论和内生经济理论为理论基础,创新活动局限于组织内部,组织为了满足外部需求进行技术创新,从而形成组织的核心竞争力,最终体现为封闭式创新。

创新范式2.0基于创新系统理论,强调体系创新,即整合政、产、学、研等多方主体进行合作研发,以共同创新、开放式创新为特征。在这一阶段,创新主体以合作方式实现知识的流动、资源的转移和应用的转化,通过主体间的互补与合作形成外部协同性创新。

在开放式创新和演化经济学的基础上,创新生态系统成为最新的创新范式,即创新范式3.0。创新生态系统强调各创新主体的"共生",主体间一方面开展联合研发活动消除技术瓶颈,另一方面采取竞争性行动,表现为共同创造价值的竞合关系,形成基于生态系统的跨组织创新。创新范式不同阶段的结构特征可用图1-1表示:

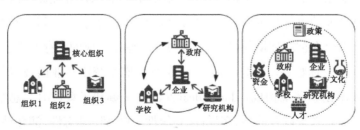

图1-1 创新范式的三个阶段

二、产业创新生态系统的概念和特征

创新生态系统是生态经济学和创新理论交叉发展的新前沿。"生态经济学"的概念由肯尼思·博尔丁在1966年提出,生态经济学是研究生态系统和经济系统的复合系统的结构、功能及其运动规律的学科。1985年,Lundval提出"创新系统"的概念,随后拓展到技术创新系统、产业创新系统、国家创新系统等多个层面。

与创新生态系统相关的概念"商业生态系统"由Moore于1993年首次提出,从产业角度描述企业与其利益相关者通过竞争与协作联合形成生态系统并在此基础上进行创新。2004年,美国总统科技顾问委员会正式提出了"创新生态系统"的概念。随后,"创新生态系统"的概念向宏观的国家创新生态系统、中观的产业创新生态系统和微观的商业创新生态系统三个层次延伸。产业创新生态系统学术史脉络如图1-2所示:

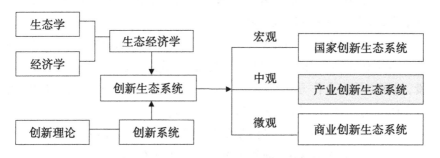

图1-2 产业创新生态系统学术史脉络图

国内外对产业创新生态系统的研究在2013年后逐步增多。在产业创新生态系统的内涵与结构方面,孙源(2017)指出,产业创新生态系统是以实现产业的可持续创新、提高产业经济整体实力为根本目标,相互联结的创新群落在创新环境的影响下,通过交互作用构成的共存共生、动态演化的系统。林婷婷(2014)认为,产业创新生态系统由产业内技术创新群落与技术创新环境构成。Jacobides(2006)、王娜和王毅(2013)总结出产业创新生态系统以开放性、多样性、系统性、共生性、动态性、演化性、栖息性以及稳定性等为主要特征。

产业创新生态系统内各创新组织形成类似于生物与生物之间、生物与环境之间的互利共生、相互寄生的生态系统,建立相互的合作伙伴关系,通过互动合作提供完整的产品或服务解决方案。可以对"产业创新生态系统"的概念进行如下描述:产业创新生态系统由产业内技术创新群落与技术创新环境通过创新物质、能量和信息流动形成,通过知识传播、技术扩散以及信息循环,各创新群落之间以及与创新环境之间形成具有自适应与修复、学习与发展功能的开放复杂的大系统。

产业创新生态系统以有效利用系统内外环境、资源禀赋、供需态势等要素条件,实现整个产业创新生态系统的价值增值为目的,通过共同进化实现自我增殖以及异质协同、竞合共生的运行机制,实现生态主体与要素环境的协调发展。系统的主要特征包括整体性、开放性、适应性、共生性、动态性以及耗散性等,各项特征的主要内容如表1-1所示:

表1-1 产业创新生态系统特征及其主要内容

特征	主要内容
整体性	各类主体与环境形成有机集合,系统功能的发挥基于各主体形成的协同作用
开放性	系统与外界环境进行物质、知识、能量的交换,吸收利用系统外部创新资源
适应性	外部环境(包括市场、政策、技术等)发生变化时,系统主体快速响应并调整创新战略以适应挑战
共生性	创新主体多样,形成不同的种群和群落,各群落间存在竞合关系,共存共生
动态性	系统中的创新主体不断变化,整个系统动态演化,呈现出萌芽、成长、衰落和退出等生命周期
耗散性	系统反馈调节机制促使原有稳态被打破,新的稳态在融合、对抗过程中形成

三、产业创新生态系统的功能

产业创新生态系统功能是系统在与环境互动的过程中体现出来的外部能力。何向武等(2015)从创新生态系统的本质出发,总结国内外研究成果,提出产业创新生态系统的主要功能是在创新群落之间以及与创新环境之间形成的知识传递、技术扩散和信息循环功能,以及自适应与修复、学习和发展功能。产业创新生态系统除了上述生态学上的功能外,还应考虑产业创新发展的经济目标。由此,总结产业创新生态系统的主要功能如下。

(一)自组织功能

产业创新生态系统的各类主体相互作用,促使由无序状态向有序状态转化。主体间完成知识的传递、技术的扩散和信息的循环,系统整体从简单走向复杂,从粗糙走向精细,从低级走向高级,保持并更新功能的能力。在此过程中,产业经历自我组织与创生、自我生长与复制、自我控制与反馈、自我学习与进化,产业结构不断完善,产业规模得以扩大,实现创新发展、利润创造以及产业的优化和升级。

(二)资源共享与优化配置功能

在产业创新生态系统运行过程中,主体之间进行价值共创,原来主体各自独享的各类资源在系统内部得以共享,不仅降低了资源的闲置浪费,而且有助于规模效应的实现。同时,不同主体间的竞合关系有利于各类资源的高效利用和合理配置。资源流向效益更高或创新效率更优的部门,在实现产业资源优化配置的同时更快地产出创新成果。

(三)风险分散功能

外界环境复杂多变,产业创新生态系统面临多种风险和不确定性。在外界风险和冲击到来时,异质性主体由于结构、特征各异,有助于分散、化解风险,产业能够更好地抵御和规避风险。在系统遭遇风险和冲击后,系统的多样性和功能冗余能够为其提供韧性,帮助产业更好地应对外界冲击并更快地恢复到原有状态。

第二节 健康产业创新发展背景

一、健康产业内涵与作用

健康不仅是个人与家庭追求的目标,还是社会经济发展的基础条件,更是民族昌盛和国家富强的重要标志。继2016年《"健康中国2030"规划纲要》颁布之后,党的十九大提出"实施健康中国战略",以"为人民群众提供全方位全周期健康服务"为目标。党的二十大进一步提出"推进健康中国建设""把保障人民健康放在优先发展的战略位置"。

健康产业是全社会从事健康服务提供、相关产品生产经营等活动的集合。健康产业与人民健康紧密相关,涉及经济系统中提供预防、诊断、治疗、康复以及缓和性医疗商品和服务的部门,包括医疗产品、保健用品、营养食品、医疗器械、保健器具、休闲健身、健康管理、健康咨询等多个生产和服务领域,为国家及区域健康战略的落实提供经济支撑。

健康产业既是实现"健康中国"战略的重要支撑,也是具有巨大市场潜力的新兴产业。《"健康中国2030"规划纲要》中提出,到2030年要将健康产业建成国民经济支柱性产业。2022年4月,国务院办公厅又专门印发了《"十四五"国民健康规划》,将"做优做强健康产业"作为重点部署的七个方面任务之一,同时进一步提出将促进健康与养老、旅游、互联网、健身休闲、食品等产业融合发展,壮大健康新业态、新模式。

健康产业体系由健康农业、健康制造和健康服务三个产业层次构成。健康农业包括绿色农业和休闲农业;健康制造包括医药产业、医疗器械生产、保健品生产;健康服务包括医疗产业、养老产业、健康保险、健康管理、第三方服务和健康信息技术等服务子产业,各子产业又包含不同的分支。由于健康农业占比较小,本研究仅聚焦健康制造和健康服务领域,健康产业的体系框架如图1-3所示:

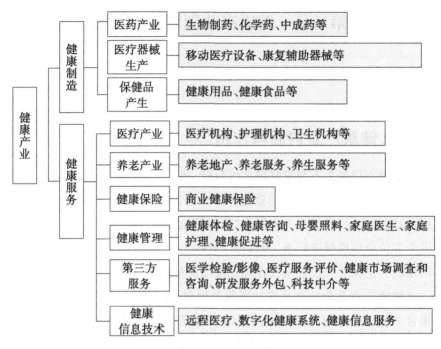

图1-3 健康产业体系框架

发展健康产业具有重要的意义。首先,健康产业高质量发展是"健康中国"建设的保障。"健康中国"的建设不仅是满足人民健康需求的重要手段,也是全面建成小康社会的健康基础,已成为中国的国家发展战略。而发展健康产业既是健康中国的重要发展任务,又是建设健康中国的支撑和保障。发展体系完整、结构优化的健康产业,提供安全、优质的健康产品和服务,有助于促进优质健康资源合理流动和优化配置,对于全方位、全周期地保障人民健康具有重要意义。同时,发展竞争实力强、辐射能力强、创新水平高的健康产业,可以为实现中华民族伟大复兴的中国梦打下坚实的产业基础。

其次,发展健康产业能够成为经济社会转型升级的抓手。中国正处于社会经济转型的关键期,以高投入、低效率为特征的传统发展模式遇到多重挑战,高资源消耗的传统产业发展受到制约。健康产业构成主体是以医药制造为代表的先进制造业和以健康管理、健康服务为代表的现代服务业。作为产业链长、规模大、涵盖面广的复合型新兴产业,健康产业的发展能够引领消费新需求,辐射大量相关产业,有助于推进供给侧结构性改革,对于带动产业结构调整、经济转型升级和经济发展方式转变意义重大。

作为全球最大和增长最快的产业之一,健康产业已成为发达国家经济增长的支柱产业和重要动力。以美国为例,2022年健康产业占GDP比重达18%,而中国同时期健康产业仅占GDP的5.2%,发展潜力巨大。一方面,健康产业的发展提高了劳动力的健康水平,增加了人力资本,提高了生产效率,有助于提高产出价值和运行效率,成为经济增长的"推动剂"。另一方面,随着生活水平的提高,健康理念的提升以及城镇化和老龄化的加速,社会对健康的有效需求大幅度提升。由于健康产业具有较高收入弹性,在当前阶段市场需求持续旺盛且潜力巨大,是带动经济增长的新的增长极。

对健康产业的价值链进行分析,根据价值链理论,企业活动可分为基本生产活动和辅助活动两类。基本生产活动包括内部后勤、生产作业、外部后勤、市场和销售、服务等。辅助活动包括采购、研究与技术开发、人力资源管理和基础设施等。这些互不相同但又相互关联的生产经营活动,构成了一个创造价值的动态过程,即价值链。基本生产活动包括健康服务环节的健康管理,健康制造环节的医疗器械生产,等等。辅助活动包括基础设施、人力资源管理、研究与技术开发、采购等。如图1-4所示:

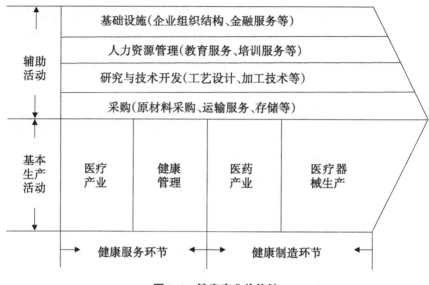

图1-4　健康产业价值链

二、健康产业创新前沿

（一）健康产业技术创新

健康产业的创新离不开技术创新，产业链条中既包括医药制造、医疗器械制造等高技术产业在内的先进制造环节，也包括健康管理、医疗服务等融合了诸多现代技术的现代服务环节。在《"健康中国2030"规划纲要》中，"加强医药技术创新"被列为促进医药产业发展的关键点之一。

根据发达国家经验及目前产业技术前沿，倪郭明等学者将生物技术、人工智能和先进信息技术作为健康产业技术创新的重点方向。人工智能和先进信息技术跟健康产业的数字创新高度相关，将在下面一个小节介绍，本小节聚焦于健康产业在生物技术领域的创新发展。

健康产业生物技术主要包括生物技术药物的研发与生产，以及生物3D打印、组织工程学、胚胎干细胞等新技术。以生物3D打印为例，此技术以特制生物打印机为手段，以加工生物材料等活性材料为主要内容，重建人体组织或器官，是交叉前沿的新兴技术。生物3D打印被国内外相关机构高度重视,是《中国制造2025》重点关注的新技术之一。越来越多的企业和科研机构加大生物3D打印技术在疾病模型、微生理系统和生物机器人等方面的应用,该技术市场规模不断扩大。

(二)健康产业数字创新

数字创新(digital innovation)指在创新过程中采用信息、计算、沟通和连接等数字技术,实现产品、技术、组织及商业模式等创新产出。(Yoo et al.,2010;刘洋等,2020)在数字创新方面,我国健康产业具有独特的优势:一方面,我国在数字技术应用及消费领域数字技术投资方面具有领先地位,5G、区块链以及AI等数字技术不断赋能健康产业数字化转型;另一方面,互联网领域的多个龙头企业如京东、阿里、百度等已经开始布局健康产业,凭借自身独特的数字技术能力和商业渠道能力,助力健康产业实现价值创造和价值变现。

在健康产业不同领域,数字创新呈现出不同的热点,如医药产业的"AI+药物研发"、医疗器械产业的"AI+医学影像"、健康服务产业的"互联网+医疗健康"等。以医药产业的AI+药物研发为例进行分析,数字创新应用于靶点发现、先导化合物研究和化合物筛选等场景,试图解决药物发现、临床前研究等不同阶段中的导致新药研发费用高、风险大、周期长的问题。以靶点发现为例,寻找有效靶点是新药研发成功的关键环节,也是传统研发过程中失败风险极高、消耗资金和时间极大的环节。人工智能的引入使得对海量资料进行深度学习成为可能,对目标疾病靶点的预测成功率和效率大大提高,同时降低了研发成本。国内多家医药产业的重点企业,如云势软件、亿药科技、燧坤智能等在该领域进行了实践探索。

健康产业数字创新的可行路径主要包括两条,即健康数字产业化和健康产业数字化。健康产业的各个环节,如医疗、医药、健康服务等,产生了海量数据。健康数字产业化就是将这些数据进行采集、清洗、挖掘、分析等一系列处理,形成数字产品或服务,实现产业增值。(闫海峰,2023)例如,对医疗大数据的挖掘和分析有助于智慧医疗的开展,使个性化、精准化的医疗服务和健康管理成为可能。在健康产业数字化方面,健康产业链条与数字技术相互融合,健康产业实现数字化、智能化转型升级。当前,越来越多的组织和资源参与到健康产业数字化进程中。除了传统的医药行业主体外,支持数字化运行的软硬件制造商、平台制造商纷纷涌入。例如科技公司火石创造,启动"产业大脑"项目,构建生物医药产业创新服务综合体和医疗器械创新示范基地,通过线上线下融合的方式赋能健康产业价值链。

(三)健康产业商业模式创新

商业模式反映了产业如何整合内外部要素满足客户需求、实现客户价值最大化并实现自身盈利。健康产业的商业模式创新支撑产业的价值创造过程,是分析健康产业创新的重要视角。下文从健康制造、健康服务以及融合发展三个角度分析健康产业商业模式的创新。

在健康制造产业领域,主要通过服务升级实现商业模式创新,即通过增强服务意识、加大服务要素投入、增加服务产出,转变发展理念、发展模式和产业形态。增加服务要素在投入和产出中的比重,打破原有生产、制造与研发、设计、售后的边界,由健康产品加工制造环节向价值链两端的服务型环节延伸,从传统单纯提供药品或健康设备向提供"服务+产品"一体化解决方案的模式转变。例如在医疗器械、制药设备行业中,开展产品延伸服务,通过建设第三方检验中心、影像中心、透析中心和病理中心等方式,向使用设备的医疗机构增加标准化、智能化服务;通过建立设备的远程监控中心、诊断中心和不间断应答中心,实现远程诊断服务以及实时维修服务,从单一提供设备向提供整体解决方案转变。

在健康服务产业领域,主要是在医疗服务、健康管理等重点领域拓展服务模式,开拓服务新业态。在医疗服务方面,完善服务体系,实现医疗服务个性化;推动民营医院以及公立医院国际部、特需部等多种所有制医疗市场迅速发展,实现服务主体多元化;发展高端医疗服务,并根据需求对原有服务产业链细分,根据新增需求发展月子中心、养老中心、检验诊断中心等多种服务模式。在健康管理方面,为多平台合作提供服务,结合医、养、药、护等上下游产业资源,通过提供体检服务、中医药调理服务、需求管理服务、综合人群健康管理服务等多种方式促进个人健康改善,减少医疗支出。

　　健康产业的融合发展,既包括内部融合发展,也包括外部融合发展。健康产业内部融合发展,即健康制造与健康服务的进一步融合。在创新发展的过程中,健康制造与健康服务在产出、功能以及组织特征等方面的界限逐步弱化,产业边界越来越模糊,在合同生产与研发、生物技术服务、医疗器械第三方维护保养、医药电子商务等领域培育新型生产型服务业,提高健康产业整体发展效率,降低产业运营成本。在健康产业外部融合发展方面,围绕健康需求的满足,以健康产业为核心,跨越产业类型,对现有的产业进行重塑,打造出新的商业模式——健康产业综合体模式。该模式跟信息、养老、体育、旅游等其他产业融合发展,涉及医疗、保健、健身等各个领域,通过整合产业链资源来提高效率和服务质量。

第三节　江苏健康产业创新发展基础

一、江苏健康产业创新发展的环境基础

　　欧洲创新研究小组(GREMI)在1985年首次提出"创新环境"的概念,即一定区域内的主要行为主体在协同作用与集体学习的过程中建立起来的非正式的、复杂的社会关系。对于健康产业而言,创新环境既包括创新基础设施等硬件环境,也包括市场环境、劳动者素质、金融环境和创业水平等软环境。可见,创新环境反映了产业创新发展所必需的支撑条件。良好的创新环境不但能为健康产业发展营造有利的创新氛围,而且也对健康产业的创新起到激励作用,促进创新成果的诞生和转化。

在反映创新环境的几项指标中,创新基础设施指标描述交通、信息化等创新所需设备设施建设情况,市场环境指标描述市场开放程度和活跃程度,劳动者素质指标描述进行创新活动所需的人力资源,金融环境指标描述能够为创新活动开展提供的资金支持情况,创业水平指标描述区域整体创新创业氛围与环境。上述五个指标从不同维度共同衡量一个区域为技术、创新的产生、流动和应用提供相应环境的能力。

江苏省创新环境良好,在创新驱动发展战略的引导下,全省创新创业氛围浓厚,至"十三五"末期科技进步贡献率达65.1%,在全国处于领先地位。创新环境综合排名在2020年位列全国第三,与北京、上海、广东及浙江等创新能力强的地区相比,总体的排名情况以及实力、效率和潜力排名见表1-2:

表1-2　五省份创新环境排名

地区	效用值	排名	实力	效率	潜力
北京	58.93	2	3	1	26
上海	39.69	5	6	2	22
江苏	48.98	3	2	11	14
浙江	43.41	4	4	6	3
广州	61.71	1	1	4	4

数据来源:《中国区域创新能力评价报告2021》

江苏创新环境总体效用值位居广州和北京之后,排名第三,与2019年持平。从分项来看,实力是指一个地区在创新环境方面拥有和投入的创新资源,如科技人员、金融资本、创新基础设施等。江苏的创新环境实力仅次于广东,且实力排名高于综合排名,创新的软硬件资源充足。效率是指一个地区单位投入所产生的效益,如单位科技人员和研究开发经费投入产生的论文或专利数量。在效率方面,江苏为五省份中分值最低、排名最靠后的,说明与先进地区相比,江苏的创新环境资源尚未得到高效利用。潜力指一个地区创新发展的速度,即创新环境的效用值与上一年相比的增长率水平。江苏创新环境潜力在五省份中处于中游水平,有发展和提升的空间。对创新环境各个分项指标进行分析,各维度效用值见图1-5:

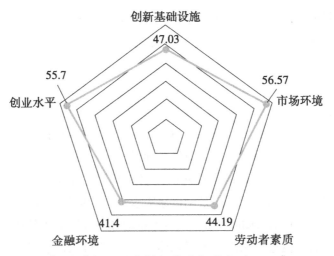

数据来源:《中国区域创新能力评价报告2021》

图1-5　2020年江苏创新环境分项指标效用值

由图1-5可知,江苏创新环境在不同维度发展较为均衡,市场环境和创业水平两个维度更有优势;相比较而言,金融环境和劳动者素质维度稍弱。对于创新的市场环境,江苏企业众多,其中高技术企业和战略性新兴产业占比较大,其产值占规模以上工业企业数比重分别达到46.5%和37.8%,活跃的市场有利于创新知识、技术在区域内进行流动和扩散。同时,江苏市场开放程度高,有助于引进和学习先进国家的知识和技术,推动产业的创新进程。整体而言,江苏创新环境良好,为健康产业创新发展提供了坚实的基础。

二、江苏健康产业创新发展的需求基础

发展健康产业的根本目的和最终要求是满足人民日益增长的健康需求。对于健康产业,需求方为对健康产品和服务既有购买能力又有购买意愿的人群。覆盖全人群全生命周期,不仅涵盖传统医疗服务针对的疾病人群,还包括亚健康人群和健康人群。传统的医疗卫生产品和服务针对疾病治疗,满足居民的基本需求,具有普惠性、底线性、需求弹性小的特

点。健康产业是以医疗服务为中心的产业链的前移和后延,不再以生病为前提,转而强调少生病、晚生病,以消费者的身心健康为中心,在增加消费者福利的同时,增强市场需求弹性,让需求的层次大大丰富,使得市场机制有更大的发挥空间。

需求是产业的目的和根本动力,是健康产业形成和发展的原动力,能拉动健康产业发展。经济、人口、社会因素都会对需求拉动力的大小产生影响。人口老龄化程度越高,对医疗保健、康复护理等服务的刚性需求越大,与老年人关联性强的慢性病医疗服务及其对提高生活质量药物的需求将逐步增加,"长寿经济"带动健康需求进一步增加。此外,城镇化进程也带动了对健康需求的增加。城镇人口增加直接影响了健康产业的需求总量和结构,促进健康产业消费总体上升,成为健康产业发展的长期动力之一。江苏2015年至2020年65岁以上人口老龄化率及城镇化率变化情况见图1-6。江苏的老龄化率和城镇化率逐年上升,均高于全国平均水平,至2020年,二者分别高出全国2.7个百分点和近10个百分点,健康需求较全国平均水平更为强劲。

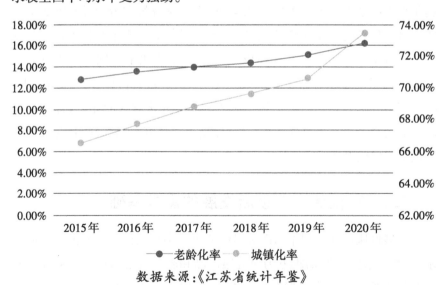

数据来源:《江苏省统计年鉴》

图1-6 江苏2015年至2020年65岁以上人口老龄化率及城镇化率

经济水平提高伴随着居民收入增加和生活水平提高,激发了各类需求增长,尤其是具有较高弹性的高层次健康需求增长更为明显。随着江苏居民消费能力的提高以及健康意识增强,对健康产业的有效需求增加。如图1-7所示,江苏居民生活水平不断提高,除2020年受疫情影响居民消费小幅回落外,居民收入和消费稳步上升。2015年至2020年,居民人均可支配收入增长1.49倍,居民人均消费支出增长1.28倍,医疗保健消费支出从1410元增加至2019元。随着健康理念逐步深入人心,5年间医疗保健消费不仅规模扩大1.43倍,而且医疗保健在总消费中的占比亦从6.9%扩大至7.7%。随着经济继续中高速发展,今后一段时间江苏居民收入水平仍将保持上升势头,消费能力和健康意识继续增强,有助于健康产业的发展。

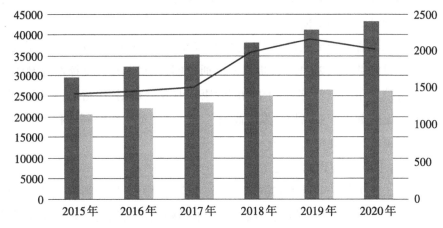

人均可支配收入(元)　人均生活消费支出(元)——人均医疗保健消费支出(元)

数据来源:《江苏省统计年鉴》

图1-7　江苏居民收入及支出情况

江苏健康消费的全面升级和健康需求的多元发展,催生了新兴健康产业模式。江苏整体消费加速迭代升级和健康生活理念的普及,使得居民对健康的要求有所提升,对自身健康的投资由量的满足向质的提升转变,越来越多的人愿意在维持并促进健康方面购买、使用高品质产品和服务。另外,居民对健康的需求愈发多元化。健康需求的综合性增加,互联网向健康产业延伸,整合防、治、养全产业链资源。个体健康状态和需求千差万别,在生命全周期关注的全局性健康理念下,催生出健康食品、健康旅游、养生保健等多层次、多分支的健康产品和服务,为江苏健康产业创新发展奠定了良好的基础。

三、江苏健康产业创新发展的产业基础

(一)江苏健康产业发展现状

江苏健康产业具有良好的基础和一定的优势。随着"健康江苏"战略的推进,健康产业规模持续扩大,产业体系逐渐完善,发展活力不断增强,为促进江苏经济发展和提升民生福祉提供了有力支撑。据《江苏省"十四五"健康产业发展规划》,截至2020年年底,江苏健康制造业和健康服务业的产业规模分别达到6633亿元和7917亿元,为江苏优化产业结构、促进转型升级起到了促进作用。

江苏省重视健康产业发展,继2017年提出"在更高层次、更宽领域统筹建设江苏"后,2021年又提出要以通过创新引领、科技支撑增强健康产业科技竞争力。《江苏省"十四五"健康产业发展规划》中指出,要打造"国内一流的健康产业高质量发展高地"。当前,江苏在医药制造和医疗卫生服务领域产业规模大,具有一定的领先优势。

1.医药产业国内领先

江苏医药产业链条完整,生物药、化学药、中药、医疗器械等各分支行业都具有自身特色。以属于高技术产业范畴的医药制造业和医疗仪器设备及仪器仪表制造业为例,两个产业在2020年的平均用工人数和利润总和分别为217924人、253347人和5.47亿元、3.30亿元,从产业规模和盈利能力看均列全国各省份前两位。江苏药品研发水平高,"十三五"期间共有382个药品获批上市,其中创新药19个,分别占全国总数的17%和31%,连续多年位居全国第一。

产业集聚发展初现成果,全省拥有南京、苏州、泰州3个国家级生物医药产业基地,7个国家级生物医药产业园区,形成了苏南生物医药产业群、泰州医药产业群、南京医药产业群和连云港医药产业群四大医药产业群。其中,苏南以创新药研发、生物技术研发和高端医疗器械为重点,聚集了近500家生物医药高科技企业和万余名高层次医药创新人才。泰州医药产业群形成了化学药、医疗器械、医疗健康、中药、生物制药和疫苗五大特色产业,其中生物制药和疫苗产业在国内同类产业中规模最大,集聚程度最高。南京以基因技术为引领,与自贸区及国家级新区联动发展,被称为"基因之城"。连云港依托恒瑞医药、正大天晴、豪森药业和康缘药业等领军企业,重点发展创新药和辅助药两大产业,构建"3+2+X"产业体系。

2.医疗服务能力日益提升

江苏医疗服务机构完备,体系日益完善,服务能力不断增强,在医疗服务资源配置、医疗保障等各方面均有明显提升,见表1-3。截至2020年年底,江苏全社会共有各类卫生机构35746个,各类卫生机构拥有病床53.5万张,共有各类卫生技术人员82.3万人。多元化办医格局基本形成,非公立医疗机构数占比提高超过40%,在与公立医疗机构有序竞争的同时,提供互补性服务,如高端服务、康复服务、老年护理等,有助于满足人民群众多层次的健康服务需求。依托信息化、数字化建设优势,截至2020年年底,江苏已建成互联网医院105家,远程医疗服务实现全覆盖,2019年获批全国"互联网+医疗健康"示范省。

表1-3　江苏医疗服务主要指标2015年与2020年对比

主要指标	2015年	2020年
每千常住人口医疗卫生机构床位数(张)	5.19	6.31
医院	4.12	4.50
公立医院	2.96	3.30
社会办医院	1.16	1.20
基层医疗卫生机构	0.95	1.50
每千常住人口执业(助理)医师数(人)	2.37	3.16
每千常住人口注册护士数(人)	2.56	3.47
每万常住人口全科医生数(人)	3.10	4.07
医护比	1:1.08	1:1.10
个人卫生支出占卫生总费用的比重(%)	28.90	24
居民电子健康档案规范化建档管理率(%)	80	90.42
县级以上医院面向基层远程医疗服务比例(%)	-	91

数据来源:《江苏省"十四五"卫生健康发展规划》

医养结合不断深化,截至2020年年底,江苏医养结合机构达到772家,建成各类养老床位74.3万张,其中民营医养结合机构和社会力量举办或经营床位在总体占比上均超过7成。智慧养老服务平台实现县域范围全覆盖,无锡、徐州、常州、苏州、南通、扬州、泰州等7个设区市建立长期护理(照护)保险制度。

(二)江苏健康产业存在的问题

一是产业链发展不均衡,结构不合理。在健康制造产业方面,产业增速较快,但产业集中度偏低,导致优质资源不足,较为分散且难以整合,部分行业存在同质化情况,不利于实现技术和规模上的突破。在健康服务产业方面,健康管理、健康保险、健康旅游等服务领域发展相对缓慢,高附加值产业链尚未形成,产业化程度仍有较大提升空间。产业质态有待提升。整个健康产业链条统筹层次不高,高能级示范性的产业平台较少,需要将链条中各个环节进行有效串联,进行健康产业链的强链、补链、延链和融链,通过整合全产业链优势资源,形成江苏健康产业链竞争新优势。

二是整体实力和创新能力有待强化。除少数成果处于国内领先水平外,大多数企业缺乏核心技术和自主创新能力,生物医药、医疗器械等领域仍有一些核心技术及零部件依赖进口,医药产业发展存在被"卡脖子"风险。研发投入不足,国际医药龙头企业礼来、默克等研发费用超过20%,相比之下江苏健康产业投入不足,导致拥有自主知识产权的项目偏少,自主创新不足,缺乏核心竞争力。另外,在高端仪器设备、耗材等环节缺乏竞争力强的重点品牌;各类制药研发设备和生产设备多依赖进口,产业亟须加快提升自主创新能力。

三是产业配套支撑体系有待完善。产业融资渠道不够通畅,省内风险投资行业不发达。金融机构对产业支持不足,社会资本投资渠道及融资方式单一,未形成成熟的资本运作市场。产业配套的试验机构、安全性评价机构等一站式公共服务平台体系发展需要加大力度。知识产权保护、行业监管等需要进一步完善,如对医药制造技术的监管细则、对健康医疗临床数据共享管控等方面的相关规定需要进一步完善。市场体制机制不完善,社会力量和市场机制进入健康领域仍存在一定的障碍,产业发展环境需要持续优化。

(三)江苏健康产业面临的机遇

首先,新发展阶段为江苏健康产业发展创造了有利环境。当前,江苏发展进入加快品质提升、促进共同富裕的高质量发展新阶段。作为传统制造大省,江苏提出加快现代化产业体系建设,以先进制造业和现代服务业为主体的健康产业符合江苏产业转型升级的趋势。创新药、高端医疗设备制造、健康管理等领域在江苏健康产业中的比重不断提升。各级政府将健康产业发展摆在经济社会发展全局的重要位置,政府对健康产业的支撑,为江苏健康产业发展提供了良好的大环境。

其次,新发展格局为江苏健康产业发展提供了广阔的发展空间。江苏积极参与"一带一路"建设,稳步构建"双循环"经济格局。国内国际两个循环相互促进,既有利于健康管理、医疗服务等领域在保障居民健康的过程中发挥内需潜力,稳步发展,又有利于生物医药、医疗器械等领域参与国际市场的竞争与合作,建立开放创新、互惠共赢的发展模式。新的发展格局有助于江苏健康产业实现健康消费、健康产业投融资和健康产品进出口三方面的良性循环,促进产业创新和升级,提升国际竞争力。

最后,科技发展为江苏健康产业发展提供了有效助力。生物科技、现代信息技术等在健康产业领域的大规模深度应用,推动了大健康产业发展方式发生重大变革。5G、云计算、物联网、移动互联网、大数据等的快速发展,为优化医疗卫生业务流程、提高服务效率提供了条件,推动医疗卫生服务模式和管理模式深刻转变。3D打印、干细胞、分子标记等新技术和新产品不断涌现,推动了生物医药、生物制造等领域的快速发展。网络化、智能化、科技化的大背景,催生江苏健康产业的新模式、新业态不断出现。作为数字经济和科技创新发展高地,江苏健康产业发展获得更强劲的动力。

本章小结

发展健康产业对区域经济社会发展具有重要意义,而产业创新生态系统的理念适合现阶段健康产业创新发展的要求。本章在分析技术创新、数字创新和商业模式创新前沿的基础上,从环境、需求和产业三个方面分析了江苏健康产业创新发展的基础,发现江苏健康产业具有良好的发展基础,但仍存在产业链发展不均、创新能力有待强化和配套支撑体系有待完善等问题。在新的发展形势下,宜采用创新生态系统的观点和方法来分析江苏健康产业,提升产业的发展品质。

第二章

江苏健康产业创新生态系统主体分析

选择健康产业规模大、总体发展好、具有创新优势的省份——北京、上海、广东和浙江，与江苏进行比较，比较各省份健康产业创新生态系统中不同主体要素的发展情况，以分析江苏健康产业创新生态系统的优势与不足，找准定位。

第一节　健康产业创新生态系统的构成

自然界中的生态系统由不同生物群落构成,这些群落由物种构成的种群在与外界环境进行物质交换、能量传递和信息传播的过程中形成。健康产业创新生态系统的结构与自然界的生态系统相似,既包括生产、整合、应用等生物成分子系统,也包括非生物成分的环境子系统。健康产业创新生态系统构成如图2-1所示:

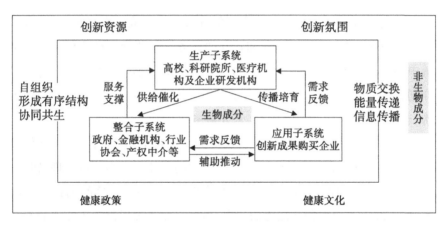

图2-1　健康产业创新生态系统构成

健康产业创新子系统中的主体以群落方式存在,各个群落将创新理念转化为产品,通过健康服务和产品的产出更好地支持创新活动。

一、健康产业创新生产子系统

创新生产子系统由进行科研活动,发明新技术、新知识的主体构成,为产业创新提供动力源泉。江苏健康产业创新生态系统中的创新生产主体包括以南京医科大学、中国药科大学等为代表的高校,多家科研院所,还有诸多医疗机构和企业中的研发机构,这些创新生产主体共同承担江苏健康产业领域的科学、技术研究和创新任务。生产子系统中的主体拥有创新资源优势,具有洞察创新机会的能力,而且通常有实力投入大量资金和人力进行研发活动。创新生产子系统位于健康产业创新价值链的上游,是江苏健康产业创新实践及成果价值增值的动力引擎。高校和科研机构是产业创新生态系统中最重要的智库,在健康产业创新活动中起到基础性作用。另外,拥有研发机构特别是掌握关键知识和核心技术的企业,也可以利用自身在健康市场竞争中的优势地位,发挥示范作用,吸引产业内其他企业共同参与跟健康相关的研发和创新活动。

二、健康产业创新整合子系统

创新整合子系统还可以称为创新分解子系统或开发子系统,负责产业生态系统中技术、知识转换和转移的任务。江苏健康产业创新生态系统中创新整合子系统主要由向产业生产活动提供辅助和补充的政府及中介创新服务机构组成。创新整合子系统主体形式多样,包括政府、金融机构、行业协会,也包括产权中介、人才服务机构和技术市场等。这些机构以知识、技术、信息、人才和资金等资源为主要对象,促进各类资源在健康产业中的共享和有效配置。整合子系统中的主体一方面通过整理、转移、传播健康产业内的创新政策、信息和资源,架起创新主体间的桥梁和纽带,促进健康产业内创新能力的产生;另一方面通过提供公正权威的专业知识和服务,降低健康产业创新的成本和风险。近年来,江苏着力打造联动发展平台,促进健康产业创新的整合与转化,通过创建产学研深度融合的技术创新体系实现技术创新的快速转化。

三、健康产业创新应用子系统

创新应用子系统也称为创新消费子系统,将产业创新生态系统中的新知识和新技术应用于生产。江苏健康产业创新生态系统中的创新应用子系统主体主要由购买健康创新成果并实现创新成果产品化的企业和医院构成。这些企业和医院对健康产业领域的创新成果进行消化吸收,并利用自身的信息和资源进行再创新和再增值。结合供应商、客户企业、生产服务商或代理商共同实现新知识、新技术和新观念的应用推广,同时针对市场需求,进行新健康产品或服务的开发。

四、健康产业创新环境子系统

产业创新环境子系统可以分为硬环境和软环境,二者共同为创新活动提供支持。

硬环境主要由健康产业各类创新主体所需的物质基础构成,承载健康产业创新活动的开展,是健康产业创新生态系统存在的先决条件。硬环境中一类是创新资源,如资金、土地等生产要素;另一类是基础设施,如设备设施、交通网络、信息网络等,其中最具代表性的是各类产业生态园区,是产业创新硬件环境的集中体现。

软环境是受人为因素影响的无形环境因素的集合,包括受到教育、管理、文化等影响的健康政策、健康文化、创新氛围等。这些因素通常无法以具体价值衡量,但能够对健康产业创新生态系统产生稳定而持久的影响。软环境可以为健康产业发展提供支持,也会影响健康产业的发展决策。

第二节　江苏健康产业创新生态系统主体比较

比较江苏与北京、上海、浙江及广东几个先进省份健康产业创新生态系统中的主体,重点对五省份健康产业创新生态系统中企业、高校、医疗机构、科研机构、中介服务机构和政府的相关情况进行分析。

一、企业

企业是构成产业的基本单位,也是产业创新生态系统中的重要主体,其创新能力与水平对产业创新生态系统运行的整体水平有重要影响。从企业数量及规模、创新能力、企业价值三方面将江苏健康产业中的企业与北京、上海、广东和浙江的企业进行比较。

(一)企业数量及规模

随着健康理念的普及和健康产业的发展,企业的数量和规模都在不断扩大。在2021年《财富》世界500强榜单中,美国的CVS Health排名第7,营业收入达2687亿美元,在健康产业领域排名第一。中国健康产业有中国华润有限公司、中国医药集团有限公司、上海医药集团股份有限公司、广州医药集团有限公司等4家公司上榜。其中排名最靠前的中国华润有限公司营业收入为994亿美元,排名69位。江苏健康产业中不断涌现新企业,原有企业规模也在不断扩大,以医药制造业、医疗仪器设备及仪器仪表制造业为例,两个产业的企业总数从2015年的1863个增加到2020年的2282个。五省份2020年医药制造业、医疗仪器设备及仪器仪表制造业企业数量及规模见表2-1:

表2-1 2020年五省份医药制造业、医疗仪器设备及仪器仪表制造业企业数量及规模

区域	企业数(个)	平均用工人数(人)	营业收入(亿元)	利润总额(亿元)
北京	532	132797	1955	302
上海	609	121803	1720	278
江苏	2282	471271	6268	877
浙江	1479	323932	3271	564
广东	1805	387705	3754	582

数据来源:据《中国高技术产业统计年鉴—2021》计算得出

由表2-1可知,在五省份中,江苏的企业数、平均用工人数、营业收入和利润总额均排名第一,显著高于排第二名的广东,说明江苏健康产业企

业数量和整体产业规模较大。

然而，江苏健康产业单个企业的规模在优势省份中并不占优。在由中国企业联合会、中国企业家协会联合发布，按照表示企业营业收入排名的中国企业500强名单中，只有江苏阳光集团有限公司一家江苏健康产业的企业上榜，且在同类上榜企业中排名最后。2022年中国企业500强中上榜的健康产业企业见表2-2：

表2-2　2022年中国企业500强中上榜的健康产业企业名单

序号	排名	企业名称	营业收入(亿元)	所在地区
1	22	中国华润有限公司	7778	北京
2	28	中国医药集团有限公司	7016	北京
3	123	上海医药集团股份有限公司	2158	上海
4	134	广州医药集团有限公司	1965	广东
5	166	复星国际有限公司	1613	上海
6	191	辽宁方大集团实业有限公司	1337	辽宁
7	207	九州通医药集团股份有限公司	1224	湖北
8	279	重庆化医控股(集团)公司	825	重庆
9	349	深圳海王集团股份有限公司	655	深圳
10	355	深圳市立业集团有限公司	644	深圳
11	358	重庆医药(集团)股份有限公司	625	重庆
12	423	威高集团有限公司	511	山东
13	493	江苏阳光集团有限公司	452	江苏

数据来源：据腾讯网数据整理

(二)创新能力

1.创新活动及投入

在企业创新能力方面，由于缺少健康产业的相关数据，故用区域企业整体情况进行分析。由表2-3可知，北京、上海、江苏、浙江和广东五省份企业创新活动活跃，投入高。在2020年，有R&D活动的企业数和企业R&D人员数加总超过全国的半数，有研发机构的企业数加总更是占全国的六成以上。

表2-3 2020年区域企业创新规模及投入情况

指标	全国	北京	上海	江苏	浙江	广东
有R&D活动的企业数(个)	162394	2941	3672	27704	25039	26004
有研发机构的企业数(个)	104003	864	1095	18702	18261	29496
企业R&D人员数(人)	5592171	200806	202147	778303	681027	1034768
R&D人员折合全时当量(人年)	1834041	100138	91334	255306	164093	303010
企业R&D经费内部支出(亿元)	18357	990	1039	2600	1610	2905

数据来源:《中国科技统计年鉴—2021》

　　五省份之间比较,江苏省有R&D活动的企业数最多,占全国的17%,说明江苏开展研发活动的积极性较高。在创新投入方面,用R&D人员折合全时当量和企业R&D经费内部支出两个指标分别表示企业创新的人员投入和资金投入,江苏排在广东之后,位居第二,说明江苏企业在创新方面的投入较高。

　　2.创新产出能力

　　用新产品开发、销售情况和专利数量来描述区域企业的创新产出能力。图 2-2 和 2-3 分别是 2020 年五省份企业新产品开发情况和专利情况。

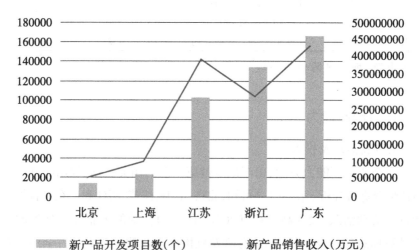

数据来源:《中国科技统计年鉴—2021》

图2-2 2020年五省份企业新产品开发情况

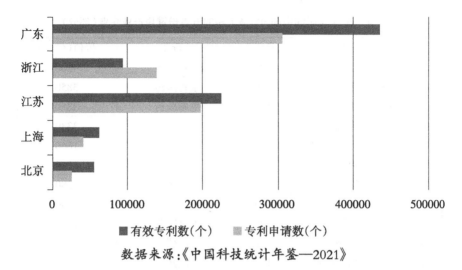

数据来源:《中国科技统计年鉴—2021》

图2-3 2020年五省份企业专利情况

从图2-2和2-3中可以看出,江苏在五省份中企业创新产出处于中游水平。2020年规上工业企业新产品开发项目102826个,少于广东和浙江;实现销售收入39442.8亿元,低于广东的44313亿元,位居第二;专利申请数和有效专利数分别为196799个和224512个,在五省份中排名第二。说明江苏企业创新各种要素组合所产生的实际成效较好。

(三)企业价值

与关注从业人数、营业收入等指标的企业规模不同,企业价值强调面向未来持续获取货币资产的能力。相比传统制造公司,健康产业企业大多属于"规模小而创造价值能力强",例如药明生物,2021年营业收入仅为56亿元,而其创造的价值超过了3800亿元。因此,在分析健康产业企业价值时,参考胡润中国500强榜单进行分析,原因是该排名用企业价值进行排名,不仅考虑了公司当前的业绩,还考虑了公司未来的潜力。

胡润研究院发布的胡润中国500强榜单,只针对非国有企业,按照企业市值或估值进行排名(母公司控股超过50%的公司不单独上榜)。其2021年的榜单中,健康产业上榜71家企业,是上榜企业最多的产业。其中,江苏、北京、上海、广东、浙江五省份占45席,约占总数的63%,见表2-4:

表2-4 2021年胡润中国500强上榜的五省份健康产业企业(部分)

序号	排名	公司	省份	子行业	价值(亿元)
1	17	迈瑞	广东	医疗器械	4600
2	23	药明康德	江苏	生物医药	3850
3	23	药明生物	江苏	生物医药	3850
4	28	恒瑞医药	江苏	医药	3330
5	74	扬子江药业	江苏	医药	1660
6	85	万泰生物	北京	生物医药	1540
7	97	康龙化成	北京	生物医药	1380
8	109	复星医药	上海	医药	1280
9	112	爱美客	北京	生物医药	1220
10	114	泰格医药	浙江	医药	1200
11	153	信达生物	江苏	医药	960
12	188	新和成	浙江	医药	780
13	192	康泰生物	广东	生物医药	770
14	226	华东医药	浙江	医药	650
15	263	凯赛生物	上海	生物医药	580
16	263	平安医保科技	上海	健康科技	580
17	283	健友股份	江苏	原料药	540
18	290	再鼎医药	上海	生物医药	530

数据来源:据新浪网资料整理

从上表可知,在排名更为靠前、价值更高的前100强的7家健康产业企业中,江苏占4家,是5省份中最多的。另外,对各省份大众传媒上榜的健康产业企业价值进行比较,发现江苏的企业平均价值为1565亿元,位于第一,远超过处于第二位的北京(900亿元)和处于第三位的广东(802亿元)。由此可见,江苏非国有的健康产业企业价值创造能力相对更强。

二、高校

(一)基本情况

高校是知识创造和知识服务的机构,已成为重要的创新引擎,其基础研究、应用基础研究和技术创新能力,对产业创新系统能否产出更多高质量的原创性成果起到重要作用。对五省份高校进行梳理,其研发相关的基本情况如表2-5所示:

表2-5 2020年五省份高校基本研发情况

指标	北京	上海	江苏	浙江	广东
高校数(所)	47	34	148	94	117
医药院校(不含军队、武警院校)(所)	5	5	11	12	12
教学与科研人员(人)	78516	70359	86517	62722	87559
研发人员(人)	43872	39307	34960	22534	34043
研发全时人员(人年)	26319	23585	20971	13523	20428
R&D成果应用及科技服务人员(人)	3947	4097	10350	2962	3406
R&D成果应用及科技服务全时人员(人年)	2367	2475	6211	1774	2307
研究与发展机构数(个)	840	384	936	479	1328

数据来源:《2021年高等学校科技统计资料汇编》

总体而言,江苏省高校数量最多,明显超过其他省份,而在与健康产业直接相关的医药院校方面,江苏共11所,少于广东的12所。在科研方面,江苏高校研发总人员数在五省份中偏少,但R&D成果应用及科技服务人员数远高于其他省份,说明江苏省高校在科研成果应用和科技服务方面投入更多。在高校拥有的研究与发展机构方面,江苏高校排在广东之后,位列第二,说明江苏高校推动有组织科研力度较强。

表2-6 2020年五省份医药院校(不含军队、武警院校)

省份	院校名称	院校数(个)
北京	北京大学医学部、北京协和医学院、北京中医药大学、首都医科大学、清华大学医学院	5
上海	复旦大学上海医学院、上海交通大学医学院、上海中医药大学、同济大学医学院、上海健康医学院	5

续表

省份	院校名称	院校数(个)
江苏	南京医科大学、南京中医药大学、南京大学医学院、东南大学医学院、苏州大学苏州医学院、南通大学医学院、徐州医科大学、江苏大学医学院、扬州大学医学院、江南大学无锡医学院、中国药科大学	11
浙江	浙江大学医学院、温州医科大学、浙江中医药大学、宁波大学医学部、杭州师范大学医学部、嘉兴大学医学院、湖州师范学院医学院、绍兴文理学院医学院、台州学院医学院、杭州医学院	10
广东	中山大学中山医学院、广州中医药大学、华南理工大学医学院、南方医科大学、暨南大学医学部、广州医科大学、汕头大学医学院、广东医科大学、广东药科大学、深圳大学医学部、韶关学院医学院、嘉应学院医学院	12

数据来源:据互联网资料整理

(二)科研项目情况

对高校开展的科研项目进行分析(见图2-4),发现就各类项目总数而言,江苏仅次于北京,排名第二。就不同类型的科研项目而言,五省份高校开展的R&D项目都在总量中占比最大,江苏位于北京和广东之后。就R&D成果应用项目和科技服务项目而言,江苏高校项目数明显多于其他省份,且只有江苏R&D成果应用项目的数量显著多于科技服务项目,说明江苏高校与企业等技术转化、应用主体联系更加紧密。

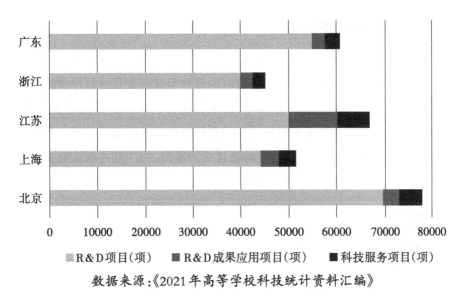

数据来源：《2021年高等学校科技统计资料汇编》

图2-4　2020年五省份高校科研项目数

比较高校三类科研项目的人员及经费投入,发现北京、上海和江苏总体投入水平高于浙江和广东(见表2-7)。其中,北京高校对R&D项目的投入明显高于其他省份,而江苏高校在另外两类科研项目的投入上占优。

表2-7　2020年五省份高校科研投入情况

	北京	上海	江苏	浙江	广东
R&D项目					
当年投入人员(人/年)	29245	26203	23303	15022	22699
当年拨入经费(万元)	2591984	1316002	1277975	819646	1271775
R&D成果应用项目					
当年投入人员(人/年)	1152	1696	4292	956	1066
当年拨入经费(万元)	226594	178393	309592	99018	70160
科技服务项目					
当年投入人员(人/年)	1478	1035	2607	1016	1199
当年拨入经费(万元)	152504	133337	194964	53680	77279

数据来源：《2021年高等学校科技统计资料汇编》

(三)科研经费情况

在高校的科研经费来源方面,五省份存在明显差异(见图2-5)。北京高校接收到的经费总额和来自政府的经费明显高于其他省份高校。江苏高校经费总额在五省份中居中,而来自企事业单位委托的经费最多。且江苏是唯一一个企事业单位委托经费超过其他政府部门专项经费的区域,进一步说明江苏高校与企业的连接更为紧密,而江苏各级政府在支持高校科研方面还有较大提升空间。

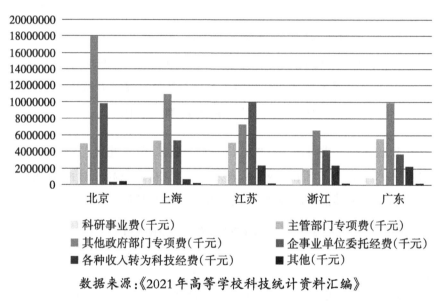

数据来源:《2021年高等学校科技统计资料汇编》

图2-5 2020年五省份高校科研经费来源

在高校经费支出方面,北京遥遥领先,三种研究方面的支出都明显高于其他省份(见图2-6)。江苏高校在基础研究方面支出位列第四,仅高于浙江,而在应用研究和实验发展方面支出仅次于北京,位列第二。说明江苏在基础研究方面相对薄弱,在应用研究和实验发展方面较有优势。需要注意的是,基础研究是推动应用的源泉,被称为源头创新,而与创新优势省份相比,江苏在此方面相对弱势。

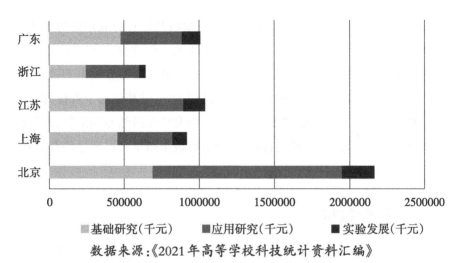

数据来源:《2021年高等学校科技统计资料汇编》

图2-6　2020年五省份高校科研经费支出

(四)科研成果情况

科研成果是高校科研创新能力的集中体现,对五省份高校科研成果进行分析,发现这些地区高校科研成果丰富(见表2-8),各项成果在全国占相当比例,尤其是在国务院各部门科技进步奖、国家级项目验收和专利出售方面,五省份占比超过全国半数。

表2-8　2020年五省份高校科技成果

成果内容	全国	北京	上海	江苏	浙江	广东
国家技术发明奖及科技进步奖(项)	9	0	0	0	1	0
国务院各部门科技进步奖(项)	445	91	13	108	22	8
省部级科技进步奖(项)	4093	151	101	328	250	130
国家级项目验收(项)	3271	659	387	335	130	128
其中:与其他单位合作(项)	668	187	26	38	19	18
专利申请数(项)	328896	19484	15449	48736	22576	22643
其中:发明专利(项)	193474	16540	12032	30152	14456	14914
专利授权数(项)	268450	19248	9830	35405	20119	17655
其中:发明专利(项)	116043	15335	5835	15325	10396	6702
专利出售数合同数(项)	15169	943	601	4175	1472	640
专利出售数总金额(万元)	810886	67258	223998	55101	36642	167594

数据来源:《2021年高等学校科技统计资料汇编》

江苏高校在省部级科技进步奖获奖方面较其他省份成果更为丰硕，而浙江是当年五省份中唯一获得国家级成果奖项的省份。在国家级项目验收方面，北京更占优势。江苏高校在专利成果方面明显领先于其他省份，专利的申请数、授权数和出售合同数都大幅超过其他四个省份，但是在专利出售数总金额方面却位居第四。上海和广东虽然专利出售合同数较少，但出售总金额遥遥领先，说明江苏高校成果数量多但质量仍有提升空间。

三、医疗机构

在健康产业创新生态系统中，各类医疗机构既是创新生产主体也是创新应用主体，一方面承担健康产业领域的科学、技术研究和创新任务；另一方面购买健康创新成果并实现创新成果的应用，起到不可替代的作用。

（一）机构数量及规模

截至2020年年底，江苏拥有医疗机构35747家，在五省份中稍高于浙江，位于广东之后，排名第二（见图2-7）。在医疗机构中，江苏的医院数在五省份中最多。就医学科研机构而言，北京聚集了30家机构，远超过其他省份，江苏和上海各拥有9家医学研究机构，排名并列第三。在卫生技术人员方面，江苏人员总数仅次于广东，但每千人拥有卫生技术人员数排名第四（见图2-8）。说明江苏整体卫生资源较为丰富，尤其是医院数量较多，医疗卫生人力资源总量较多，但目前在先进省份中并无优势。

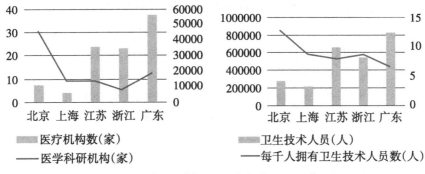

数据来源:《中国统计年鉴—2021》

图2-7　2020年五省份医疗机构数　　图2-8　2020年五省份卫生技术人员数

(二)医院实力

医院,特别是研究型医院,是医学科技创新的连接器、催化器、加速器,在健康创新领域起着至关重要的作用。医院的整体实力影响其创新水平。一般而言,实力越雄厚的医院越有能力投入科研创新并取得成果。五省份医院实力强,在由超过4000名专家参与评审投票、由独立第三方医院管理学术机构评选出的复旦版中国医院排行榜100强中,五省份医院占61席(见表2-9)。五省份间进行比较,发现北京、上海上榜医院更多,且排名更为靠前。江苏共5家医院进入百强榜:江苏省人民医院、南京大学医学院附属鼓楼医院、东南大学附属中大医院、苏州大学附属第一医院和中国人民解放军东部战区总医院,排名分别为22、35、46、54和58。由此可见,江苏医院的整体实力,尤其是综合能力强的大型医院较北京、上海和广东等省份仍有差距。

表2-9　2021年五省份中国医院排行榜100强上榜医院

省份	医院名称	前100数量
北京	中国医学科学院北京协和医院、中国人民解放军总医院、北京大学第一医院、北京大学第三医院、北京大学人民医院、中国医学科学院肿瘤医院、首都医科大学附属北京天坛医院、中国医学科学院阜外医院、首都医科大学附属北京同仁医院、首都医科大学宣武医院、首都医科大学附属北京儿童医院、中日友好医院、首都医科大学附属北京安贞医院、北京医院、北京大学肿瘤医院、首都医科大学附属北京朝阳医院、首都医科大学附属北京友谊医院、北京积水潭医院、北京大学口腔医院、中国医学科学院整形外科医院、北京大学第六医院、首都医科大学附属北京胸科医院	22
上海	上海交通大学医学院附属瑞金医院、复旦大学附属中山医院、复旦大学附属华山医院、上海交通大学医学院附属仁济医院、上海交通大学医学院附属第九人民医院、复旦大学附属肿瘤医院、上海市第六人民医院、海军军医大学第一附属医院、上海市肺科医院、复旦大学附属儿科医院、复旦大学附属眼耳鼻喉科医院、上海交通大学医学院附属新华医院、上海交通大学医学院附属上海儿童医学中心、上海市第一人民医院、上海市胸科医院、复旦大学附属妇产科医院、上海市精神卫生中心、上海市公共卫生临床中心	18
江苏	江苏省人民医院、南京大学医学院附属鼓楼医院、东南大学附属中大医院、苏州大学附属第一医院、中国人民解放军东部战区总医院	5
浙江	浙江大学医学院附属第一医院、浙江大学医学院附属第二医院、浙江大学医学院附属邵逸夫医院、浙江大学医学院附属儿童医院、浙江大学医学院附属妇产科医院	5
广东	中山大学附属第一医院、南方医科大学南方医院、中山大学肿瘤防治中心、广州医科大学附属第一医院、广东省人民医院、中山大学附属第三医院、中山大学孙逸仙纪念医院、中山大学中山眼科中心、广州市妇女儿童医疗中心、南方医科大学珠江医院、深圳市人民医院	11

资料来源：据互联网资料整理

（三）医院创新情况

在医院创新综合情况方面，五省份在国内处于领先地位，据中国医学创新联盟发布的中国医院创新转化排行榜，五省份医院在全国前100中占57家，其中浙江最多，有15家医院上榜；上海12家；北京11家；江苏10家；浙江9家。其中创新综合排名前50的五省份医院及其得分如表2-10所示。前50中，江苏仅3家医院上榜，说明江苏医院在创新综合实力方面与其他四个省份仍有较大差距。

表2-10　2021年五省份中国医院创新转化排行榜前50上榜医院及其得分

序号	排名	医院名称	综合得分	省份
1	1	上海交通大学医学院附属第九人民医院	100	上海
2	3	复旦大学附属中山医院	71.15	上海
3	4	北京大学第三医院	55.07	北京
4	11	中国医学科学院北京协和医院	34.6	北京
5	12	上海市第六人民医院	27.89	上海
6	13	上海交通大学医学院附属仁济医院	27.46	上海
7	15	江苏省人民医院	26.28	江苏
8	16	浙江大学医学院附属第二医院	25.74	浙江
9	17	首都医科大学附属北京天坛医院	25.16	北京
10	19	南通市第一人民医院	24.64	江苏
11	20	深圳市第二人民医院	20.86	广东
12	24	温州医科大学附属第二医院	18.83	浙江
13	27	嘉兴市第一医院	18.1	浙江
14	29	北京大学人民医院	17.34	北京
15	30	上海市东方医院	17.26	上海
16	31	南方医科大学南方医院	17.21	广东
17	32	温州医科大学附属第一医院	16.51	浙江
18	34	宁波市第一医院	16.34	浙江
19	36	南通大学附属医院	15.39	江苏
20	38	首都医科大学宣武医院	14.63	北京
21	41	中山大学孙逸仙纪念医院	13.97	广东
22	42	上海交通大学医学院附属瑞金医院	13.77	上海
23	43	中国医学科学院阜外医院	13.46	北京

续表

序号	排名	医院名称	综合得分	省份
24	44	上海市第十人民医院	13.41	上海
25	48	绍兴市人民医院	12.82	浙江
26	50	上海市第一人民医院	12.62	上海

资料来源:据互联网资料整理

　　作为知识产权的重要组成部分,专利在医疗机构中申请的质量和数量往往被视为医院创新和科研实力的有力证明之一,反映了医院的创新优势。比较2021年五省份医院专利授权数(见图2-9)和专利转化数(见图2-10),发现江苏医院在专利授权方面较其他省份有明显优势,但在专利转化方面却远远落后,说明江苏医院在科研创新方面能力强,但在科研创新价值实现方面能力弱。

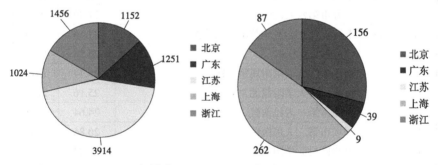

资料来源:据互联网资料整理

图2-9　2021年五省份医院专利授权数　图2-10　2021年五省份医院专利转化数

四、科研机构

　　科研机构也是健康产业创新生态系统中的重要主体,既包括政府部门直接管理的国家科研机构,也包括投资主体多元的新型研发机构。将2015—2020年江苏的科研机构数量与北京、广东进行比较,发现江苏在此期间科研机构数量有所下降,且数量少于北京和广东。见图2-11:

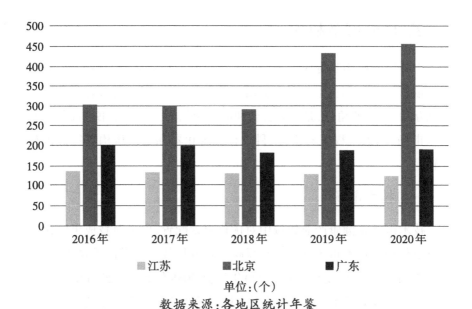

数据来源：各地区统计年鉴

图2-11　2015—2020年三省份科研机构数

新型研发机构是集产业、学术、研究为一体的综合机构,其特征是投资主体多元化、管理制度现代化、运行机制市场化、用人机制灵活化,能够打通政产学研界限。企业对技术创新的需求日益增加,产学研协同体系的不断深化,推动了科技创新体制机制的优化和升级,新型研发机构应运而生。截至2020年年底,全国共有2140家新型研发机构,其中生物医药产业549家。发展新型研发机构有助于进一步优化科研力量布局,强化产业技术供给,促进科技成果转移转化,推动科技创新和经济社会发展深度融合。五省份中,江苏的新型研发机构数量最多,为444家,大幅超过其他省份,说明江苏在创新供给方式方面走在了全国前列。见图2-12:

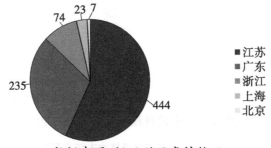

数据来源：据互联网资料整理

图2-12　2020年五省份新型研发机构数

五、中介服务机构

中介服务机构是健康产业创新生态系统中创新活动的桥梁,扮演着促进创新知识从创新生产者向创新应用者扩散和流动,促进各创新主体之间互动、联动的角色,是创新整合和成果转化的桥梁。本书选择其中的技术市场、知识产权服务机构、科技企业孵化器和金融机构进行分析和比较。

(一)技术市场

技术市场在健康产业领域中对优化要素配置、促进科技成果转化起到重要作用。技术市场交易额是反映科技成果技术扩散的重要指标,江苏技术市场交易额逐年增加,2020年达到2088亿元,较2016年翻了两番。技术市场交易额又可以分为技术输出地域交易额和技术流向地域交易额,前者反映本区域对其他区域的知识扩散及创新能力的影响程度,后者反映其他区域对本区域的知识扩散及创新能力的影响程度。比较五省份技术市场交易额,发现江苏在技术输出地域交易额和技术流向地域交易额方面都处于中游地位。见图2-13:

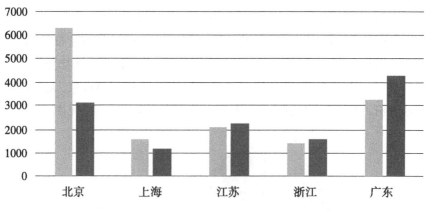

数据来源:《中国科技统计年鉴—2021》

图2-13 2020年五省份技术市场交易额

在技术输出地域交易额方面,北京遥遥领先,说明北京在技术创新的扩散方面具有明显优势,是新技术和新产品的重要"策源地"。在技术流向地域交易额方面,广东位列第一,是技术转化的最大的"承接地"。而江苏在技术流动的过程中活跃程度不如北京和广东。再按照合同类别,分别比较技术流向地域的交易合同数以及交易额(见图2-14和2-15),发现江苏在合同数方面与北京、广东差距较小,但合同交易额显著较低,尤其在技术开发合同方面更为明显。说明江苏技术市场繁荣,但发展速度和单个项目的体量与北京、广东等先进省份相比相对滞后。

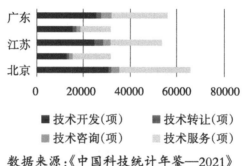

数据来源:《中国科技统计年鉴—2021》

图2-14　2020年按合同类别分技术流向地域合同数

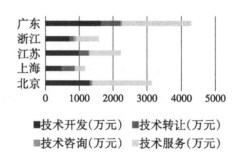

数据来源:《中国科技统计年鉴—2021》

图2-15　2020年按合同类别分技术流向地域合同交易额

(二)知识产权服务机构

知识产权服务机构是提供主要包括专利、商标、版权、商业秘密等各类知识产权"获权—用权—维权"相关服务及衍生服务的机构,在促进科

技成果权利化、商用化、产业化方面起到重要作用。比较五省份知识产权服务机构数量,如图2-16所示:

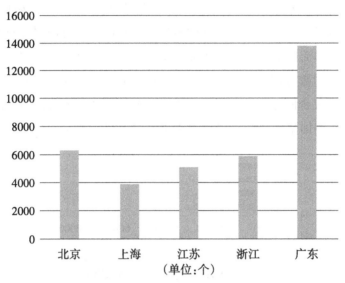

数据来源:《2021年全国知识产权服务业统计调查报告》

图2-16 2020年五省份知识产权服务机构数量

江苏知识产权服务机构有序发展,服务水平不断提升,截至2020年年底,江苏建成2个国家级、6个省级知识产权服务业集聚发展区,区域内集聚各类知识产权服务机构超过300家,5家世界知识产权组织技术与创新支持中心(TISC)获批建设运行。知识产权服务机构主营业务收入超过110亿元。知识产权服务机构服务创新主体、支撑创新作用进一步显现。但在五省份中江苏排名第四,较广东、北京等省份总体规模仍较小。

(三)科技企业孵化器

科技企业孵化器是培育和扶植高新技术中小企业的服务机构。孵化器通过为新创办的科技型中小企业提供物理空间和基础设施,提供一系列服务支持,降低创业者的创业风险和创业成本,提高创业成功率,促进科技成果转化,帮助和支持科技型中小企业成长与发展,培养成功的企业和企业家。五省份科技企业孵化器情况见表2-11:

表2-11 2020年五省份科技企业孵化器情况

	全国	北京	上海	江苏	浙江	广东
在统孵化器数量(个)	5971	261	166	940	438	1104
孵化期内企业总数(个)	307737	23446	10649	46118	23511	48717
在孵企业(个)	233776	13051	7428	36967	18524	34553
在孵企业从业人数(人)	2974754	180965	74833	505149	193935	425536
当年获得风险投资额(万元)	7863542	1502260	929979	1665599	801211	1145709

数据来源:《中国科技统计年鉴—2021》

江苏在孵化器数量和孵化期内企业总数方面都排在广东之后,位居第二,在孵企业、在孵企业从业人数和当年获得风险投资额名列第一,尤其是当年获得风险投资额占比超过全国的两成。这说明江苏在科技企业孵化方面具有一定的优势。

（四）金融机构

在健康产业创新生态系统中,金融机构发挥多方面作用,既包括为创新提供规避、防范和化解风险的手段和渠道,又包括动员储蓄,为科技创新提供融资。在健康产业尤其是创新药领域,创新具有成本高、周期长、风险大等特点,从科技研发到成果转化应用,再到市场开拓,每个阶段都需要大量资金支持。一般而言,银行业金融机构数量越多,社会融资规模越大,说明健康产业获得资金支持越为便利。五省份2020年银行业金融机构数量和社会融资规模,见图2-17:

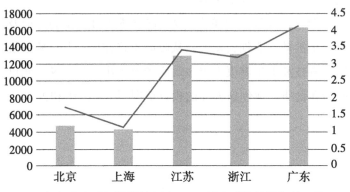

数据来源:各省份《金融运行报告(2021)》

图2-17 2020年五省份银行业金融机构和社会融资规模

在五省份中,江苏银行业金融机构近13万个,位列第三;社会融资规模3.4万亿元,仅次于广东,排名第二。说明江苏健康产业在化解风险、获得融资方面有较好的条件,产业创新系统高效运转,具有较好的资金基础。

六、政府

政府是健康产业创新生态系统中的重要主体,系统中各类创新主体和创新活动都受到政府政策的影响,一方面为创新提供政策、资源、法律等方面的环境保障,另一方面发挥调控、监管、引导、保障等功能。

比较五省份政府,发现各地区都颁布了针对健康产业发展的政策,如北京有《"十四五"时期健康北京建设规划》《北京市加快医药健康协同创新行动计划(2021—2023年)》,上海有《上海市卫生健康发展"十四五"规划》《上海市生物医药产业发展"十四五"规划》,浙江有《浙江省健康产业发展"十四五"规划》,广东有《"健康广东2030"规划》《广东省发展生物医药与健康战略性支柱产业集群行动计划(2021—2025年)》。江苏也出台了一系列促进健康产业发展的政策,如《江苏省"十四五"健康产业发展规划》《关于促进全省生物医药产业高质量发展的若干政策措施》和《江苏省"十四五"卫生健康发展规划》。这些措施和规划为区域健康产业的良性创新发展提供了良好的政策保障。

除了为健康产业提供政策支持外,政府还通过直接向产业及产业研发活动投资来推动产业创新发展。从政府投资在研究与试验发展投入中的占比以及科技和卫生健康支出占政府预算支出的比例两个角度来比较五省份政府在健康产业创新方面的投资情况,见图2-18和2-19:

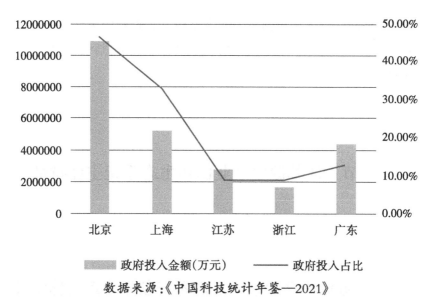

政府投入金额(万元)　　政府投入占比

数据来源:《中国科技统计年鉴—2021》

图2-18　2020年五省份政府在研究与试验发展中的投入

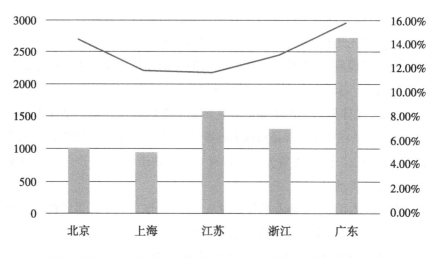

科技和卫生健康支出(亿元)　　科技和卫生健康支出占比

数据来源:据《中国统计年鉴—2021》计算得出

图2-19　2020年五省份政府在科技及卫生健康方面的支出

从图中可知,与其他几个先进省份相比,江苏政府在研究与试验发展中的投入金额和比重都较小。政府在科技和卫生健康方面的支出,江苏排名第二,而两项支出在预算中的占比却是五省份中最低的。这说明江苏政府在健康产业及其创新方面的投入较其他先进区域仍有可提升的空间。

第三节 江苏健康产业创新生态系统主体特征

一、江苏健康产业创新生态系统创新生产主体特征

江苏创新生产主体数量多,种群规模较大。在江苏健康产业创新生态系统中,属于创新生产主体的企业、高校、医院等数量在五省份乃至全国都处于领先地位,尤其是属于健康制造业核心的医药制造及医疗仪器制造业的规模较大,有明显优势。较大的种群规模和密度为产业创新生态系统的进一步发展提供了良好的基础。

然而,江苏创新生产主体仍存在多而不强的情况。无论是在中国企业500强还是在中国医院排行榜100强中,江苏创新生产主体的数量和排名都较北京、广东、上海等先进省份有一定的差距,创新生产主体综合实力有待进一步增强。

在创新方面,江苏企业的创新投入较高,但产出处于先进省份的中游水平,说明创新效率偏低。高校的研发中代表原始创新能力的基础性研究投入和产出都相对较少。医院的综合创新能力,尤其是创新转化能力与其他四个省份相比仍有较大差距。

同时,江苏创新生产主体也显现出一些独特优势,比如企业主体中非国有的健康产业企业显示出更高的价值创造能力;高校与企业之间合作项目更多,联系更为紧密;代表新兴创新供给方式的新型研发机构发展速度快,数量多。

二、江苏健康产业创新生态系统创新整合主体特征

创新整合主体有序发展。江苏技术市场交易额逐年增加,技术市场繁荣。知识产权服务机构服务水平不断提升,其服务创新主体、支撑创新的作用进一步显现。科技企业孵化器发展良好,在五省份中具有一定的发展优势。金融方面,社会融资规模较大。政府出台了一系列支持健康产业创新发展的政策与规划,为健康产业的良性创新发展提供了良好的政策保障。

创新整合主体规模处于五省份的中游水平。在技术市场方面,在技术流动的过程中活跃程度以及技术开发合同的发展速度和单个项目的体量不如北京和广东。在知识产权服务机构方面,相比广东、北京的总体规模仍较小。金融机构的数量落后于广东和浙江。江苏政府在健康产业及其创新方面的资金投入占比与其他区域相比相对较少。

创新整合主体实力与水平较先进区域有一定差距。想要提高科技成果转化率和转化质量,需要向广东等其他先进区域学习,增加创新整合群落中个体、种群的种类,提高主体发展水平。比如广东大力支持知识产权质押融资业务发展,2022年前三季度,知识产权质押贷款累计投放规模达到110.23亿元,为产业创新生态系统发展提供了有力支撑。

三、江苏健康产业创新生态系统创新应用主体特征

企业、医院是健康产业创新生态系统的创新应用主体。江苏健康产业企业以及医院多而不强的特征对健康产业创新成果的消化吸收产生了一定影响。部分企业盲目涌入健康产业,缺乏资源积累和创新能力,忽视了健康领域投资回报周期长、风险大的特征,导致企业盈利能力差,难以长期生存。部分健康创新应用企业为了短期利益,盲目扩大市场份额,抢夺客户,使得产品质量和服务能力难以提高,更不注重技术、知识的再创新和再增值,竞争力弱。另外,健康产业呈现点式发展格局,区域差异明显,发展不平衡,而且集聚程度低,影响健康创新成果的有效应用。

本章小结

本章在分析健康产业创新生态系统构成的基础上,将江苏健康产业创新生态系统中的主体——企业、高校、医疗机构、科研机构、中介服务机构和政府跟健康产业规模大、总体发展好、具有创新优势的省份进行比较。发现江苏健康产业创新生态系统主体发展有序,具有独特的优势,但也存在多而不强、创新效率不高等一些不足。

第三章

江苏健康产业创新生态系统运行机制分析

健康产业创新生态系统的运行机制指系统内各要素间在相互作用和影响的过程中形成的促进健康产业创新生态系统运行的过程和功能。健康产业创新生态系统的良好运行需要完整、合理的运行机制作为保障。构成创新生态系统的要素间相互结合，形成了健康产业创新生态系统中的动力机制、运作机制和演化机制，分别对上述三个机制进行分析。

第一节 江苏健康产业创新生态系统动力机制

一、健康产业创新生态系统动力分类

健康产业创新生态系统涉及的主体众多,不同主体从不同角度对系统的发展产生影响,将影响系统发展的诸多因素进行分类,发现影响健康产业创新生态系统发展的动力主要可以分成需求拉动力、供给驱动力和政策引导力三个类别,见图3-1:

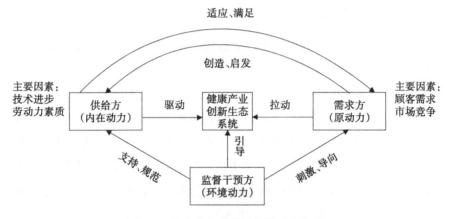

图3-1 健康产业主体及发展动力机制

(一)需求拉动力

满足外部需求是产业创新发生的目的和根本动力,是健康产业创新生态系统形成和发展的原动力,能拉动健康产业创新生态系统发展。一方面,顾客需求是科研及创新成果转化为商品的目标,作为"无形的指挥棒",需求是系统内部各类创新主体取得经济利益的保证。经济、人口、社会因素都会对需求拉动力的大小产生影响。经济水平提高、居民收入增加、生活水平提高,激发各类需求增长,尤其是具有较高弹性的高层次健康需求增长更为明显。为了顺应顾客需求，各类主体积极创新，争取获得通过创新扩大自身市场份额。

另一方面，市场需求增多会导致提供类似产品和服务的组织增加，随着竞争日益加剧，各类主体在竞争合作过程中所激发出的活力会随之增强，拉动健康产业创新生态系统发展。人口老龄化程度越高，对医疗保健、康复护理等服务的刚性需求越强，与老年人关联性强的慢性病使得对相关药物的需求也逐步增加。同时，城镇化进程也带动了对健康需求的进一步增加，城镇人口增加直接影响了健康产业的需求总量和结构，促进健康产业消费总体上升，成为健康产业发展的长期动力之一。在老龄化、城镇化的推动下，健康产业创新生态系统竞争加剧，活力增强。

（二）供给驱动力

供给从内部向健康产业创新生态系统发展提供驱动力，是属于自组织系统的不断演化和发展的内生动力。依据内生经济理论，技术进步和创新以及劳动力素质提升是推动健康产业发展的最主要内在动力。技术进步和创新产生转移效应，通过产业之间的关联、示范效应以及市场交易在健康子产业间横向转移，推动健康产业整体发展。相比其他产业，健康产业，尤其是医药制造业创新周期更长，难度和风险更大。江苏健康产业门类齐全，集聚度较高，发挥利用好协同创新平台的科研技术优势，对整个生态系统的创新动力将会产生重大影响。

创新通过对现有健康产业各类要素资源的整合利用，实现产业体系的完善和产业链的延伸。健康产业分为技术密集型和知识密集型。作为最重要的生产要素，劳动力是技术和知识的拥有者，也是使用者和生产者。人才的素质提升是推动健康产业发展的核心之一。在江苏，对健康相关创新人才的培养逐步受到重视，人才数量和质量均有提高；卫生技术人员数连续多年持续增长，除传统医疗卫生服务外，其他新兴健康领域的人才也不断增多，健康管理师、公共营养师等新职业类别不断呈现。各类创新要素质量的提升为江苏健康产业创新生态系统的发展提供了内驱动力。

(三)政策引导力

政策是健康产业创新生态系统发展重要的环境动力,政府及其职能部门通过出台产业政策、财政税收以及货币等各方面政策影响健康产业及其创新生态系统的需求和供给。健康产业创新生态系统的发展在很大程度上受到政府的相关政策影响。对外部需求而言,鼓励或抑制意味的政策会在一定程度上相应刺激或减少居民对健康产业产品和服务的需求,直接影响到健康产业发展的方向和重点领域。

对于系统内部供给方而言,政策上针对健康产业及其创新的相关措施也会直接影响其对健康产业的投入,支持性的政策改善产业环境,带来资源投入和创新动力,而约束性的政策则会抑制产业规模的扩大。政府的监督和监管也会通过约束供需双方,尤其是供给方的行为,引导健康产业及其创新生态系统的发展方向和过程。同时,有效的政策还能够优化创新环境、基础设施环境、投融资环境等,为健康产业创新生态系统运行提供强大的动力。

二、健康产业创新生态系统不同阶段动力匹配

依据系统发展的普遍规律,健康产业创新生态系统的演化会经历萌芽阶段、成长阶段、成熟至衰退阶段。在萌芽阶段,健康产业创新生态系统规模较小,创新能力不足;进入壁垒较低,大量主体涌入,供给不足且存在优质资源与浪费并存的现象;市场开放程度低,监管不足。在成长阶段,健康产业创新生态系统规模扩大,种群间竞合关系逐步建立;创新能力增强,产出质量提高,优胜劣汰,集中度增加;市场开放度提高,监管体系日趋完善。在成熟至衰退阶段,健康产业创新生态系统规模扩大并逐步稳定,形成协同创新系统,产业集聚化发展;市场需求接近于饱和,系统发展速度逐渐减缓,系统内主体数趋于稳定。

健康产业创新生态系统在不同演化阶段的发展特点,决定了不同阶段三种动力对系统的影响力度差异,不同阶段主导动力如图3-2所示:

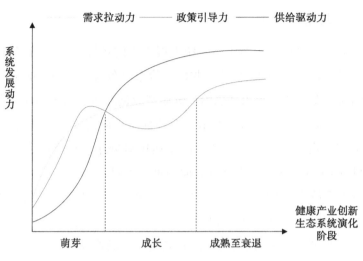

图3-2　各阶段健康产业主导动力曲线

　　健康产业创新生态系统主要发展动力在不同阶段的作用大小有所区别,整体来看,需求拉动力呈现先快速增长后缓慢增长的反"L"形趋势。初期,多层次需求爆发,健康产业市场迅速拓展;随后,健康需求继续增长但速度放缓。供给驱动力先平缓后快速上升,呈"S"形趋势,拐点出现在健康产业起步期末,此时产业内部创新能力增强,整体能力提升,进而引发产业快速发展。政策引导力呈现波动增长的"M"形趋势。第一个高峰出现在系统萌芽期,营造有利于健康产业创新生态系统的发展环境并提供监管和规范;第二个高峰出现在成熟期,此时政策标准提高,倒逼产业改革。

　　从健康产业创新生态系统发展视角出发,各阶段系统的主要动力如下。起步阶段,健康产业创新生态系统规模小,能力弱,易受到外界环境冲击。政策导向、需求变化对产业发展的方向影响突出,是推动产业发展的主要动力。成长阶段,健康产业创新生态系统成长迅速,竞争加剧,决定产业发展的主要动力开始由外部向内部转化,供给成为主要驱动力。成熟阶段,健康产业创新生态系统健全,需求稳定,要想延缓衰退期的到来需要提升产业内在能力,同时依靠配套政策调整突破资源约束,开拓新的发展空间。因此,在这一阶段健康产业创新生态系统的发展主导要素是内部供给和外部政策的双重驱动。

第二节　江苏健康产业创新生态系统运作机制

一、江苏健康产业创新生态系统运行

江苏健康产业创新生态系统是一个开放共生的复杂系统,其中健康创新子系统为生物成分,健康环境子系统为非生物成分。复杂系统中的子系统即不同创新种群组成的群落,各子系统及其主体之间通过知识、技术、信息、资金、人才的交换和流通,形成由内、外两个圈层构成的动态演化系统,其运行机制如图3-3所示:

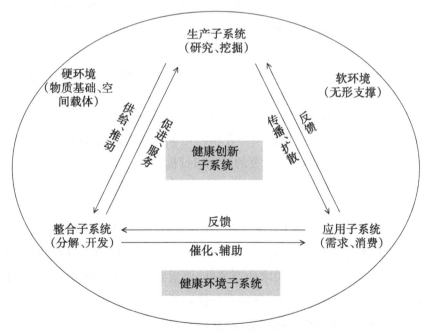

图3-3　江苏健康产业创新生态系统运行机制

内圈由健康生产子系统、整合子系统和应用子系统构成,各系统间分工协作,联系紧密,实现创新资源双向流动。健康创新生产子系统向整合

子系统提供健康创新技术和知识,同时接受创新整合子系统的信息反馈,提高创新的适用性。一面向创新应用子系统进行知识传播,催生其应用需求;另一面接受应用子系统的需求反馈。健康创新整合子系统群落一面向创新生产子系统提供市场服务和支持;另一面向创新应用子系统提供创新转化的辅助,促进江苏健康产业创新生态子系统之间创新资源的交换。

外圈由健康创新硬环境和软环境构成,通过信息、能力、资金及价值的传递向内圈的各个子系统提供空间载体和无形环境,在为健康产业发展提供支撑的同时,也影响健康产业发展决策及产业发展趋势。

在江苏健康产业创新生态系统中,内圈的创新生产、整合及应用子系统通过竞争与合作互相影响,又通过知识、资源、人才、信息的互动与外圈的创新环境子系统融合发展。健康产业创新的生产、传播、扩散、应用和增值就在内、外两个圈层的循环共生和演化发展中进行。

二、江苏健康产业创新生态系统竞争与共生机制

健康产业创新生态系统中不同种群之间形成各种交互关系,既包括种群间的竞争,也包括种群间的合作。竞争与共生被视为健康产业创新生态系统运行过程中最为重要的两种运行机制。

(一)竞争机制

与自然生态系统类似,由于资源的稀缺性,当物种或种群间存在生存领地或资源的争夺时,就会产生竞争。在健康产业创新生态系统内,除了主体之间对客户和市场需求的竞争外,更重要的是对资源和投入要素的竞争。在市场经济条件下,这种竞争伴随着整个系统演化的全过程。竞争可以刺激群体产生选择性适应,从而促进创新生态系统内种群多样性共存(Rital,2017)。

用生态学中的Lotka-Volterra模型对健康产业创新生态系统中种群间的竞争机制进行研究。根据Logistic模型,系统中创新种群的增长率如式(3-1)所示:

$$\frac{dx_1}{dt} = r_1 x_1 \left(K_1 - \frac{x_1}{K_1} \right) \tag{3-1}$$

假设健康产业创新生态系统中有两个存在竞争的种群,分别用种群1和种群2表示。当两个种群针对系统内稀缺资源开展竞争时,种群2中的众多个体会在竞争过程中对种群1产生抑制作用。用 α_{12} 表示抑制作用,假设种群2中的个体数为 x_2,则种群1被种群2争夺走的资源量为 $\alpha_{12} x_2$。同理可知种群2被种群1争夺走的资源量为 $\alpha_{21} x_1$。将上述内容分别代入式(3-1)中,得到种群1和种群2的竞争方程分别为式(3-2)和(3-3)。

$$dx_1/dt = r\ x_1 \left(\frac{K_1 - x_1 - \alpha_{12} x_2}{K_1} \right) \tag{3-2}$$

$$dx_2/dt = r\ x_2 \left(\frac{K_2 - x_2 - \alpha_{21} x_1}{K_2} \right) \tag{3-3}$$

两个种群同时达到平衡的条件为 $dx_1/dt = dx_2/dt = 0$。此时 $x_1 = K_1 - \alpha_{12} x_2$, $x_2 = K_2 - \alpha_{21} x_1$。由此,可以得到均衡点为 $x_1^* = (K_1 - \alpha_{12} x_2)/(1 - \alpha_{12}\alpha_{21})$, $x_2^* = (K_2 - \alpha_{21} x_1)/(1 - \alpha_{12}\alpha_{21})$。只有和都大于0时,才能实现两个种群的共存。据此,可以得出健康产业创新生态系统中种群竞争的不同条件及其结果,如表3-1所示:

表3-1　健康产业创新生态系统中种群竞争条件及其结果

条件	结果
$K_1 > K_2/\alpha_{21}, K_2 < K_1/\alpha_{12}$	种群1获胜
$K_1 < K_2/\alpha_{21}, K_2 > K_1/\alpha_{12}$	种群2获胜
$K_1 > K_2/\alpha_{21}, K_2 > K_1/\alpha_{12}$	种群1或种群2获胜
$K_1 < K_2/\alpha_{21}, K_2 < K_1/\alpha_{12}$	种群1和种群2达到平衡

健康产业创新生态系统中的物种或群落在对市场和资源的争夺中会引发投资,促使主体寻求新的竞争优势,从而带动整个系统竞争优势的扩张和加强,带动系统的发展和演化。健康产业创新生态系统的物种和种群主要的投入要素即知识、信息、技术和人力资源,在竞争过程中对自身竞争优势和核心能力不断挖掘,形成创新并从根本上带动系统的演化,使得健康产业创新生态系统偏离原来的平衡状态,而向更高层次的有序的状态发展。

(二)共生机制

健康产业创新生态系统中种群之间通过合作可以降低创新的风险和成本,提高适应力和竞争力。种群之间相互影响,相互作用;资源整合,优势互补。这种协作关系是一种互惠共生关系。对健康产业创新生态系统共生机制的分析仍采用 Logistics 模型。

假设健康产业创新生态系统中两个种群分别为 A 和 B,在模型变量中分别用1和2来表示,则当两个产业分别单独发展时,其增长形式符合 Logistic 模型,其增长方程分别为:

$$\frac{dx_1}{dt} = r_1 x_1 \left(K_1 - \frac{x_1}{K_1} \right) \tag{3-4}$$

$$\frac{dx_2}{dt} = r_2 x_2 \left(K_2 - \frac{x_2}{K_2} \right) \tag{3-5}$$

其中,K_1,K_2 分别表示种群 A 和 B 的最大可能产值,由于种群的发展受资源的有限性等因素的限制,其发展存在最大可能产值,则有 $K_i > 0$,$i = 1,2$;r_1,r_2 则分别表示种群 A 和 B 产值的自然增长率。

当种群 A 和 B 为共生关系时,两者间的关系符合 Lorka-Volterra 模型,其共生模型为:

$$\begin{cases} \frac{dx_1}{dt} = r_1 x_1 \left(1 - \frac{x_1}{K_1} + s_{12} x_2 \right) \\ \frac{dx_2}{dt} = r_2 x_2 \left(1 - \frac{x_2}{K_2} + s_{21} x_1 \right) \end{cases} \tag{3-6}$$

其中,s_{ij} 为共生度指标,表示种群 j 对种群 i 的作用影响系数,有 $s_{ij} \geq 0$,i,$j = 1,2$。当 $s_{12} = 0$,$s_{21} = 0$ 时,两个种群互不相关,无共生关系,不符合健康产业创新生态系统实际条件。当 $s_{12} = 0$,$s_{21} \neq 0$,或 $s_{12} \neq 0$,$s_{21} = 0$ 时,两个种群在相互作用的过程中,表现为一方受益另一方无利但也无害的一种共生关系,被称为偏利共生关系。这种情况说明系统运行过程中产生的结果是单向的,也与健康产业创新生态系统现实状况不符。

当 $s_{12} \neq 0$,$s_{21} \neq 0$ 时,两个种群相互作用的过程中表现出互惠共生的关系,即可以使共生关系双方受益的一种共生关系,符合健康产业创新生态系统种群间相互作用的实际情况。

对方程组(3-6)求解,可以得到均衡点 E:

$$E(x_1, x_2) = \left[\frac{K_1(1 + s_{12}K_2)}{(1 - s_{12}s_{21}K_1K_2)}, \frac{K_2(1 + s_{21}K_1)}{(1 - s_{12}s_{21}K_1K_2)} \right] \tag{3-7}$$

由前面的假设分析可知, $s_{ij} \geq 0$,即 $s_{12} \geq 0$, $s_{21} \geq 0$,因此健康产业创新生态系统中种群共生的条件可表示为式(3-8):

$$1 - s_{12}s_{21}K_1K_2 > 0 \tag{3-8}$$

变形可得:

$$s_{12}s_{21} < \frac{1}{K_1K_2} \tag{3-9}$$

式(3-9)即为健康产业创新生态系统互惠共生的条件。系统内各个群落不仅向系统外部提供自身特色性的产品及服务,同时也需要系统内其他群落提供的产品及服务,各群落、种群之间的协作关系日益密切和复杂,形成了复杂的共生关系网络。互惠共生就是各主体间的相互联系,相互作用,产生正向协同效应,实现双赢。健康产业创新生态系统内部群落间相互依赖,相互促进,从而加快了物质、能量、信息的流动,推动了系统的运行和演化。

第三节　江苏健康产业创新生态系统演化机制

一、健康产业创新生态系统演化阶段

与其他生态系统类似,健康产业创新生态系统的动态演化过程经历萌芽期、成长期、成熟期和衰退期四个典型的阶段。每个阶段中,产业的战略目标、能力、资源要素及支撑环境等方面都具有其各自的特点。

第一阶段是萌芽期。健康产业创新生态系统初步形成,系统规模小,主体多样性不足,技术和市场的完善度欠缺,系统整体发展较慢,创新能力和优势不明显。在此阶段,创新主体逐步加入,种群的群落内部同质物种数量较多,因此主体间以竞争关系为主。随着系统不断积聚力量,系统结构逐渐稳定,主体间为了避免过度竞争会调整发展策略,开始寻求与同质主体的共生。

第二阶段是成长期。健康产业创新生态系统形成且功能稳定发挥,系统快速发展。在此阶段,越来越多的主体加入,多样性增强,中介组织、融资机构、孵化器等新物种逐渐出现。外部需求快速增加,产业发展前景广阔,创新资源不断流入,系统内外部的信息和资源频繁交换。产业创新生态系统良性发展,主体间以合作关系为主。

第三阶段是成熟期。健康产业创新生态系统日趋稳定和完善,发展速度逐渐放缓。系统外部环境不断优化。内部结构及制度日益完善,种群规模达到最大,竞争激烈。各主体间建立了信任和合作机制,实现竞合共生。此阶段是健康产业创新生态系统演化的重要拐点,如果系统能够良性发展,适应外部变化,则能够进化进入下一个发展循环;如果不能找到新的增长点,则会走向衰退。

第四阶段是衰退期。健康产业创新生态系统发展速度减缓,演化动力减弱,系统稳定性降低,创新资源向外部流出。在此阶段,系统外部需求不足,内部竞争压力大,部分主体间可能出现恶性竞争。产业创新生态系统可能走向消亡,也可能创造出新的需求和市场,进化出新的生态系统。

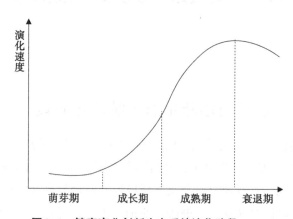

图3-4 健康产业创新生态系统演化阶段

二、健康产业创新生态系统自组织演化机制

(一)产业创新生态系统中的自组织演化理论

在创新生态系统领域,演化涉及不同层面,偏重强调系统变化的过程,以适应行为、有序结构、渐变和突变等关键领域作为主要研究对象。自组织理论主要由耗散结构理论、协同学、突变论和超循环理论等构成,其理论体系见图3-5:

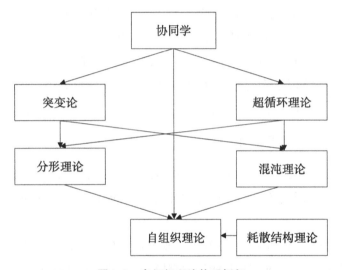

图3-5　自组织理论体系框架

对于产业创新生态系统,其演化过程中的有序结构由系统内部各部分在各尽其责的基础上通过相互间的协调形成。因此,产业创新生态系统的演化方向是内生的,具有自组织特征,能够自主地由无序向有序,由低级向高级演化。

在自组织理论中,耗散结构理论由普里戈金在1969年提出,其核心观点是:一个远离平衡态的非线性的开放系统,通过不断地与外界环境进行物质及能量交换,在达到某个特定阈值后发生突变,系统由无序状态转变为有序状态,形成的新的稳定有序的结构需要不断地与外界进行交换才能维系,该结构被称为"耗散结构"(dissipative structure)。

耗散结构用熵来度量系统的无序程度,总熵变 dS 由表示系统内部混乱或外部环境中的不利因素导致的熵增 d_iS 和表示系统内部或外部环境中的有利系统发展因素的熵减 d_eS 两部分组成,可由式(3-10)表示:

$$dS = d_iS + d_eS \qquad (3-10)$$

总熵变大于0时系统无序,小于0时系统有序。当系统为非开放系统时,系统不存在与外部的物质和能量交换,只有内部交换,即 $d_iS > 0$, $d_eS = 0$。此时总熵变大于0,系统的无序程度增加,不能发生自组织演化。当系统开放时,存在两种情况。一是外界有利环境与系统进行交换产生的负熵不能完全抵消内部和外界有利因素产生的正熵,即 $d_iS > 0$, $d_eS < 0$。此时总熵变大于0,系统的无序程度加重,无法发生自组织演化。二是系统从外界环境中得到的负熵足以克服正熵,即 $d_iS < 0$, $d_eS > 0$,此时总熵变大于0,系统进入相对有序的状态,发生自组织演化。

(二)江苏健康产业创新生态系统适用性分析

运用自组织理论分析系统演化机制须满足开放性、非线性、远离平衡态和涨落这四个条件。下面对江苏健康产业创新生态系统进行适用性分析。

在系统开放性方面,江苏健康产业创新生态系统是一个开放的系统,与外界环境进行物质、知识、能量的交换。系统外部的创新硬环境如基础设施、经济发展水平等为健康产业的创新活动提供各类资源,软环境如创新文化和制度影响系统的创新过程。在不断变化的外部环境下,江苏健康产业创新生态系统吸收利用系统外部创新资源,系统内各类主体间、主体与外部环境间开放合作,加速知识和信息流动,以适应外部环境的变化。

在非线性方面,江苏健康产业创新生态系统内各要素间的作用是非线性作用,表现为系统内群落、主体间的作用是权变的,随外界环境的不同呈现出不同的作用方式和效果,而非简单的数量相加。例如,数字经济的发展对江苏健康产业创新发展产生影响,作用方式有多条路径,既可以通过集聚效应吸引更多的创新主体加入,推动健康产业创新生态系统内同质和异质物种、种群相互聚集,也可以通过共享效应和协同效应支持健康产业创新生态系统内保持信息畅达和资源顺畅流动,还可以提高信息传递的及时性和获取的便利性,从而提高健康产业创新生态系统中信息的丰富程度,加快信息的共享。多种作用路径同时发生,影响创新资源的整合方式,最终助推江苏健康产业创新发展。

在远离平衡态方面,江苏健康产业创新生态系统内种群、群落众多,创新主体在规模、发展战略、资源禀赋和运营模式等方面都存在差别。例如,同属于医药制造企业,不同企业在技术能力、创新资源、盈利能力和商业模式等方面差异巨大,系统处于非同步发展的非平衡状态。

在涨落方面,江苏健康产业创新生态系统处于不断运动和发展中,此过程既包括微涨落,也包括巨涨落。江苏健康产业创新生态系统内外部复杂多变,系统外部软硬件环境的变化、内部主体间的相互作用等都会引起涨落。

综上所述,江苏健康产业创新生态系统满足四大特点,可以用自组织理论进行分析。

(三)健康产业创新生态系统演化机制分析

当健康产业创新生态系统的结构和各种内部关系均相对不变或者变化微小时,系统状态变量在一段时间内保持均衡和系统整体上稳定。但对系统的局部状态而言,在总熵变的作用下其涨落是始终发生的,表现为健康产业创新生态系统内部的微小波动,不改变系统整体的稳定状态。

在系统演化过程中上述涨落称为微涨落,而总熵变达到一定阈值,超过临界状态时,就会产生导致系统结构的稳定状态发生改变的巨涨落。巨涨落发生时,健康产业创新生态系统在选择机制的作用下出现失稳的状态。微涨落不会打破原有健康产业创新生态系统存在的秩序。由于其稳定状态没有改变,系统也不会实现结构的演化和升级,只有系统失稳才能引发健康产业创新生态系统演化过程的质变。其过程见图3-6:

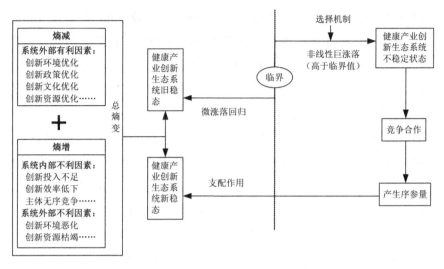

图3-6　健康产业创新生态系统演化机制

　　健康产业创新生态系统各创新主体、创新要素间不断交互作用,作用过程中产生熵值变化。对于健康产业创新生态系统,能够促进系统有序的熵减主要来源于系统外部的有利因素,如有利的创新和产业政策、丰富的创新资源、优化的创新环境和文化等。而导致系统无序的熵增主要来源于系统内部的不利因素,如创新投入的不足、效率的低下及主体间无序竞争等。同时,系统外部的不利因素也会导致熵增,例如创新环境的恶化、创新资源的枯竭等。

　　上述系统内外部产生有利刺激,系统交互作用得到负熵流;系统内部的不利因素与外部的不良刺激使系统更加混乱无序,产生正熵流。不同状态下正负熵流大小不同,因此总熵值存在着不确定性,即健康产业创新生态系统的演化有多种可能方向。当涨落突破临界值时,系统在竞合作用下产生新的序参量,向着新的稳态演化。

　　健康产业创新生态系统的自组织演化即原有稳定状态消亡和新的稳定状态产生的过程。在系统总熵变的作用下,当非线性涨落超过临界值,系统微涨落转化为巨涨落,失稳状态就会逐步在新的序参量支配下进化到新的稳定平衡态。由此,健康产业创新生态系统依靠自身的自组织特性可以实现系统的状态演化。

三、健康产业创新生态系统演化条件

作为富有活力和创新性的新兴业态,健康产业利用先进的信息技术开展知识和技术的创新,和外部系统保持交流和连接,外部冲击会对健康产业创新生态系统产生影响。由于系统韧性有限,所以健康产业创新生态系统在面对外部冲击时有多种演化的可能和方向。根据路径依赖理论,在稳定的环境中系统容易产生路径锁定效应,而冲击是系统突破锁定、产生演化的条件和契机。

系统走向崩溃或是向更高水平演化取决于冲击的强度以及系统的韧性大小。当冲击和系统韧性不满足演化条件时,出现路径锁定,健康产业创新生态系统在冲击下趋向于混乱崩溃,演化失败。当冲击和系统韧性满足演化条件时,在具有韧性的创新生态系统中,系统内的群落在冲击的作用下通过自组织实现资源整合,进而实现突破和路径创造。同时,对健康产业创新生态系统而言,冲击有利于具有韧性的系统中的主体产生颠覆性、破坏性创新,进而促成系统实现破坏性创新。健康产业创新生态系统韧性演化机理如图3-7所示:

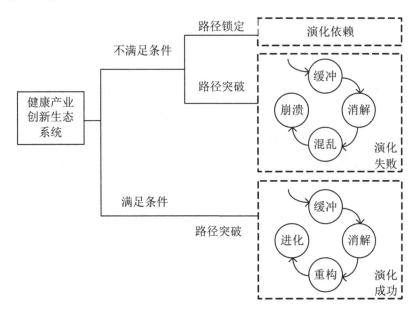

图3-7　健康产业创新生态系统韧性演化机理

在冲击力和系统韧性的共同作用下,健康产业创新生态系统演化可以划分为演化失败、演化依赖和演化成功三种主要形式。

采用突变论中的尖点突变理论,对系统演化条件进行数学推演。健康产业创新生态系统演化势函数方程如式(3-11)所示:

$$F(x) = x^4 + ux^2 + vx \qquad (3-11)$$

其中 x 为系统功能水平, u 为冲击程度, v 为系统韧性水平。根据突变论,对健康产业创新生态系统演化势函数分别进行一阶和二阶求导,然后对结果进行联立,可得出分叉集方程,如式(3-12)所示:

$$\triangle = 8u^3 + 27v^2 \qquad (3-12)$$

当式(3-12)值小于0且 u 或 v 单个值较高时,健康产业创新生态系统演化失败,系统功能水平趋向崩溃;当式(3-12)值大于0时,健康产业创新生态系统出现演化依赖,即系统功能水平停留在原有发展路径上,趋于稳定;当式(3-12)值小于0且 u 和 v 值同时较高时,健康产业创新生态系统演化成功,系统由接近崩溃的状态迁至稳定的高水平平衡状态。

本章小结

健康产业创新生态系统的动力来源于需求拉动、供给驱动和政策引导三个方面。在系统发展的不同阶段,主导的动力有所不同。作为一个开放共生的复杂系统,健康产业创新生态系统在种群的竞争和共生机制下运行,江苏健康产业创新生态系统存在互惠共生关系。健康产业创新生态系统的演化依照自组织演化的规律进行,当满足一定条件时系统即可成功演化。

第四章

江苏健康产业
创新生态系统
运行状态评价

健康产业创新生态系统运行状态可从不同视角用不同指标进行评价，选取系统创新效率、系统协同度和系统韧性来评价系统的运行状态。通过与其他区域的比较，客观评价江苏健康产业创新生态系统，发现江苏健康产业创新生态系统运行过程中的优势与不足。

第一节　基于创新生态系统视角的江苏健康产业创新效率测度

作为衡量创新发展水平的重要指标,创新效率一直备受学者关注。对已有创新效率相关研究进行梳理,发现对创新效率的研究既有产业层面,也有企业层面及区域层面。针对企业创新效率的研究多为从微观视角分析企业创新行为、创新驱动力、创新战略等因素对创新效率的影响。对区域创新效率的研究主要集中于不同区域间创新效率水平的比较,以及效率差异产生的原因。对产业层面的研究,既有研究不同产业间创新效率差异的,也有针对某一特定产业创新效率的分析。多数针对特定产业的研究,选择高技术产业或其子行业作为研究对象。通过对文献的回顾发现,针对产业创新效率的研究中较少涉及健康产业,也很少有研究从创新生态系统角度进行分析。

一、健康产业创新过程模型

创新生态系统是生态学和创新管理的交叉前沿,Granstrand 和 Holgersson(2020)将创新生态系统定义为对参与者或参与者群体的创新表现至关重要的不断演化的集合,这个集合包括参与者、活动、人工要素、制度和关系。越来越多的学者将生态理论与创新系统相结合开展对产业创新效率的研究。尹洁等(2021)将产业创新过程按照生态链划分为同化、生长和利用三个阶段,以生态系统视角构建高新技术产业创新效率评价体系。赵长轶等(2022)用创新生态系统共生度作为调节变量,分析了技术引进与高技术产业创新效率的关系。

在借鉴已有研究的基础上,本部分将健康产业创新活动融入创新生态系统,参照自然生态系统运作规律将创新活动划分为创新生产、创新整合和创新应用三个过程,力争从以下两个方面进行创新。一是关于健康产业创新效率的测算多将创新过程视为单一过程或技术—商业化两个过程。本部分从创新生态系统视角将健康产业创新过程划分为首尾相接的三个阶段,为相关研究提供新的视角。二是采用最新年份数据对2011—2020年包括江苏在内的25个省份健康产业创新数据,利用DEA-Malmquist指数,从时间和空间两个维度进行综合考察,进行测算,具有较强的现实意义。

创新生产过程类似于自然生态系统中自养生物进行光合作用制造有机物并提供能量的过程,主体是创新生产群落。健康产业创新生产群落包括高校、科研院所、医疗机构和企业研发机构,这些主体进行健康产业的科研活动,将人、财、物等各类研发投入转化为健康领域的新技术、新知识。

创新整合过程类似于自然生态系统中复杂有机物被分解为可吸收、可利用物质的阶段,主体是创新整合群落。健康产业创新整合群落包括向健康产业生产活动提供辅助和补充的政府及中介创新服务种群。该群落进行技术和知识的转换和转移,将创新生产阶段产生的新技术、新知识整理和分解为创新应用系统可以吸收利用的资源。

创新应用过程类似于自然生态系统中异养生物通过捕食、寄生等活动传递能量的过程,主体是创新应用群落。健康产业创新应用群落主要是购买健康创新成果并实现创新成果产品化的组织,对整合阶段分解和整理的创新技术与知识进行消化吸收,应用于生产,并运用自身的资源和能量进行再创新,实现价值增值。

上述三个阶段形成首尾相接的周期性循环,各阶段的产出成为下个阶段的投入,促成健康产业创新生态系统的动态演化。健康产业的创新过程模型如图4-1所示:

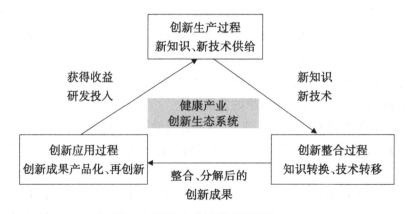

图4-1 健康产业创新过程模型

二、方法与数据

(一)DEA-Malmquist 方法

对产业创新效率的评价多用数据包络方法(Data Envelopment Analysis, DEA)或随机前沿方法(Stochastic Frontier Approach, SFA)。DEA 为非参数方法,不需要确定生产函数即可确定决策单元的相对效率,应用更为广泛。传统的 DEA 方法采用 CCR 模型或 BCC 模型,对同一时点的截面数据进行分析,并从单一过程逐步拓展到两阶段或三阶段,但仍属于静态分析,难以描述创新效率的变化趋势。Fare 等于 1994 年首次将 DEA 与 Malmquist 指数结合,从动态角度分析面板数据效率的变化和发展趋势。DEA-Malmquist 方法在研究产业创新效率方面得到了广泛应用。

Malmquist 指数基于距离函数概念,对于不同时期 t 的投入和产出 X^t 和 Y^t,D_i^t 表示 t 期的输出距离函数,$D_i^t(X^t, Y^t)$ 为 t 期生产单元投入组合数据到 t 期有效前沿的距离函数。

决策单元 Mi 从 t 期 $t+1$ 期的 Malmquist 指数表示为式(4-1):

$$M_i(X^t, Y^t, X^{t+1}, Y^{t+1}) = \left[\frac{D_i^t(X^{t+1}, Y^{t+1})}{D_i^t(X^t, Y^t)} \times \frac{D_i^{t+1}(X^{t+1}, Y^{t+1})}{D_i^{t+1}(X^t, Y^t)} \right]^{\frac{1}{2}} \quad (4-1)$$

$M_i(X^t, Y^t, X^{t+1}, Y^{t+1})$ 是基于 t 期和 $t+1$ 期 Malmquist 指数的几何平均数,表示从 t 期到 $t+1$ 期的产出效率,可以描述该生产活动的全要素生产率($tfpch$),本文中表示健康产业创新生态系统特定阶段的创新效率。当 $M_i(X^t, Y^t, X^{t+1}, Y^{t+1})$ 大于 1 时,该阶段的创新效率提升;当 $M_i(X^t, Y^t, X^{t+1}, Y^{t+1})$ 小于 1 时,该阶段的创新效率下降。再将式(4-1)分解为技术效率($effch$)和技术进步($tech$)两部分,如式(4-2)所示:

$$M_i(X^t, Y^t, X^{t+1}, Y^{t+1}) = \frac{D_i^{t+1}(X^{t+1}, Y^{t+1})}{D_i^t(X^t, Y^t)} \left[\frac{D_i^t(X^{t+1}, Y^{t+1})}{D_i^t(X^t, Y^t)} \times \frac{D_i^{t+1}(X^{t+1}, Y^{t+1})}{D_i^{t+1}(X^t, Y^t)} \right]^{\frac{1}{2}} =$$

$$effch \times tech \quad\quad\quad\quad\quad\quad\quad\quad (4-2)$$

式(4-2)中,$\dfrac{D_i^{t+1}(X^{t+1}, Y^{t+1})}{D_i^t(X^t, Y^t)}$是技术效率,衡量技术创新和管理、组织、制度创新以及规模经济等导致的相对产出变化情况。当其值大于1时,健康产业创新生态系统某阶段的技术效率提高;当其值小于1时,健康产业创新生态系统某阶段的技术效率降低。$\left[\dfrac{D_i^t(X^{t+1}, Y^{t+1})}{D_i^t(X^t, Y^t)} \times \dfrac{D_i^{t+1}(X^{t+1}, Y^{t+1})}{D_i^{t+1}(X^t, Y^t)}\right]^{\frac{1}{2}}$是技术进步,衡量包括新技术及新发明的应用情况在内的技术创新程度。当其值大于1时,健康产业创新生态系统某阶段的技术水平提升;当其值小于1时,健康产业创新生态系统某阶段的技术水平降低。

（二）指标选取

在创新生产阶段,创新生产群落进行健康产业的科研活动,将研发投入转化为健康领域的新技术、新知识。健康产业科研活动由人员投入和资金投入构成。人员投入采用人员按实际从事研发活动的时间计算工作量,即用R&D人员全时当量进行描述;资金投入采用科技活动经费内部支出中用于研究和试验发展的费用支出,即R&D经费内部支出进行描述。生产阶段的产出用健康产业的专利情况表示,包括专利申请数和有效发明专利数,前者从量的角度体现健康产业创新生产能力,后者从质的方面反映健康产业创新生产能力。

在创新整合阶段,创新整合群落进行技术、知识的转换和转移,将创新生产阶段产生的新技术、新知识整理和分解为创新应用系统可以吸收利用的资源。此阶段投入指标除了生产阶段产出的专利申请数和有效发明专利数,还包括体现创新整合群落对技术、知识整合与转化能力的购买国内技术的经费支出。整合阶段的产出即经过分解和整理后,健康产业创新技术和知识投入应用阶段的情况,用新产品开发经费支出和新产品开发项目数来表示。

在创新应用阶段,创新应用群落将经过整合阶段分解和整理的创新技术、知识进行消化和吸收,应用于生产,并运用自身资源进行再创新。创新应用阶段的投入指标即创新整合阶段产出的新产品开发经费支出和新产品开发项目数,前者表示创新应用投入的资金,后者表示创新应用投入的规模。应用阶段的产出既包括健康创新应用的经济效益,即新产品销售收入;也包括实现经济效益后回流到创新生产阶段的研发投入,即R&D人员全时当量和R&D经费内部支出。各阶段投入及产出指标如表4-1所示:

表4-1　健康产业创新生态系统各阶段投入产出指标

阶段	投入指标	产出指标
生产阶段	R&D人员全时当量(人年)	专利申请数(件)
	R&D经费内部支出(万元)	有效发明专利数(件)
整合阶段	专利申请数(件)	新产品开发经费支出(万元)
	有效发明专利数(件)	新产品开发项目数(项)
	购买国内技术经费支出(万元)	
应用阶段	新产品开发经费支出(万元)	新产品销售收入(万元)
	新产品开发项目数(项)	R&D人员全时当量(人年)
		R&D经费内部支出(万元)

(三)数据来源

健康产业范围广,产业整体数据难以获取,选取其中占比大且有代表性的医药制造业和医疗仪器设备及仪器仪表制造业代表健康产业整体,研究期间为2011—2020年。研究所用原始数据均来源于2012—2021年《中国高技术产业统计年鉴》,使用医药制造业和医疗仪器设备及仪器仪表制造业的加总数据进行研究。个别年份缺失数据用均值法进行插补。由于内蒙古、西藏、甘肃、青海、宁夏、新疆、香港、澳门和台湾等省区数据缺失较多且健康相关产业占比较低,故剔除上述9个省区,选取25个省份进行研究。健康产业创新生态系统的各阶段投入产出之间存在一定的滞后性,本研究滞后期为1年,即创新生产阶段投入为第t年,创新生产阶段产出和整合阶段投入为第$t+1$年,创新整合阶段产出和应用阶段投入为第$t+2$年,创新应用产出阶段产出为$t+3$年。

三、江苏健康产业创新效率实证分析

运用DEAP2.1软件,对健康产业创新生态系统的生产阶段、整合阶段和应用阶段的效率进行计算,并分别从时间维度和空间维度对江苏不同年份的创新效率进行分析,与同一时段其他省份的创新效率进行比较分析。

(一)创新生产阶段效率分析

时间维度2012—2018年江苏与全国健康产业创新生态系统生产阶段效率值,如表4-2所示:

表4-2 2012—2018年健康产业创新生态系统生产阶段效率值

年份	技术效率(*effch*)		技术进步(*tech*)		创新效率(*tfpch*)	
	江苏	全国	江苏	全国	江苏	全国
2012—2013	0.965	1.082	1.514	1.198	1.461	1.296
2013—2014	0.752	0.820	1.201	1.332	0.903	1.093
2014—2015	1.026	0.972	1.200	1.229	1.231	1.194
2015—2016	1.399	1.168	0.745	0.842	1.043	0.983
2016—2017	0.835	0.864	1.202	1.165	1.004	1.007
2017—2018	0.850	0.891	1.179	1.150	1.002	1.025
均值	0.951	0.958	1.149	1.142	1.093	1.094

从时间维度观察,由表4-2可知,2012—2018年江苏健康产业创新生态系统生产阶段创新效率除2013—2014年外都大于1,均值为1.093,进步明显。创新效率提升的原因归结于技术进步,而此阶段技术效率为整体下降。

纵向比较发现,生产阶段无论是技术效率、技术进步还是创新效率,江苏在这期间都有较大波动。技术效率总体上先增后减,增长最快出现在2015—2016年。技术进步总体上先降后增,最大降幅出现在2015—2016年。由于技术效率和技术进步在前期大多呈反向变动,创新效率在2012—2015年波动明显,在2015年后趋于稳定。说明江苏健康产业创新生态系统的生产阶段技术效率提升和技术进步不同步,只有二者同时提升时生产阶段的创新效率才能显著优化。

　　与全国平均情况比较,发现在技术进步方面江苏2013—2014年较前一年份有所下降,而全国在同一时期较前一年份有所增加。除此以外,江苏健康产业创新生态系统生产阶段的各指标整体的变化趋势与全国一致。说明在生产阶段,江苏健康产业创新生态系统依赖于全国健康产业创新生产的大环境。

表4-3　各省份生产阶段健康产业创新生态系统创新效率及排名

省份	技术效率	排名	技术进步	排名	创新效率	排名
北　京	0.955	12	1.295	3	1.237	4
天　津	1.069	1	1.336	2	1.428	1
河　北	0.900	25	1.285	4	1.157	8
山　西	1.000	5	1.376	1	1.376	2
辽　宁	0.979	8	1.200	8	1.174	7
吉　林	1.014	2	1.264	5	1.282	3
黑龙江	1.012	3	1.194	9	1.208	5
上　海	0.907	23	1.240	6	1.124	11
江　苏	0.951	15	1.149	13	1.093	12
浙　江	1.008	4	1.124	15	1.133	10
安　徽	0.913	21	1.182	10	1.079	13
福　建	0.907	24	1.139	14	1.032	16
江　西	0.912	22	1.163	12	1.060	14
山　东	0.949	16	1.208	7	1.146	9
河　南	0.915	20	1.072	18	0.981	22
湖　北	0.937	17	1.098	16	1.029	17
湖　南	0.962	11	1.032	22	0.992	21
广　东	0.920	19	1.082	17	0.996	20
广　西	0.978	9	1.066	19	1.042	15
海　南	1.000	5	1.178	11	1.178	6
重　庆	0.954	14	0.946	24	0.902	24
四　川	0.928	18	0.935	25	0.868	25
贵　州	0.973	10	1.050	20	1.022	19
云　南	0.988	7	1.040	21	1.027	18
陕　西	0.955	13	1.026	23	0.980	23
均值	0.958		1.142		1.094	

由表4-3可知,与各省份进行横向比较,江苏健康产业创新生态系统的生产阶段在技术效率、技术进步和创新效率方面排名分别为15,13和12,都处于中游水平,技术效率和创新效率略低于全国均值,技术进步略高于全国均值。在技术效率方面,江苏较全国最高的天津低11.8%,比全国均值低0.7%。在技术进步方面,江苏较全国最高的山西低22.7%,比全国均值高0.7%。在创新效率方面,江苏较全国最高的天津低33.5%,比全国均值低0.1%。可见生产阶段江苏创新效率较全国最高水平仍有较大差距。

(二)创新整合阶段效率分析

创新整合阶段江苏健康产业创新效率时间维度的创新效率变化情况和空间维度与其他省份的比较情况分别见表4-4和表4-5:

表4-4 2013—2019年健康产业创新生态系统整合阶段效率值

年份	技术效率(effch)		技术进步(tech)		创新效率(tfpch)	
	江苏	全国	江苏	全国	江苏	全国
2013—2014	1.004	1.121	1.569	1.323	1.575	1.484
2014—2015	1.205	0.935	1.297	1.410	1.563	1.318
2015—2016	0.849	0.914	1.395	1.279	1.184	1.170
2016—2017	0.855	0.883	1.315	1.211	1.124	1.070
2017—2018	1.193	0.994	0.886	1.012	1.057	1.006
2018—2019	1.060	1.042	0.914	0.942	0.969	0.982
均值	1.018	0.978	1.202	1.184	1.224	1.158

由表4-4可知,从时间维度整体考虑,2013—2019年江苏健康产业创新生态系统整合阶段创新效率除2018—2019年都大于1,均值为1.224,即在此期间整合阶段的效率以年均22.4%的速度快速提升。效率提升的原因既有技术效率提升也有技术进步,技术进步占主要地位,技术进步年均提升20.2%,技术效率年均提升1.8%。

纵向比较发现,整合阶段江苏健康产业技术效率先降后升,技术进步除个别年份小幅波动,总体呈下降趋势,创新效率逐年下降。技术效率在2015—2017年小于1,即出现了技术效率降低;其余年份均大于1。技术进步总体上趋于下降,自2017—2018年起其值小于1,即2017—2019年出现了技术退步。2015—2019年技术效率和技术进步整体上呈反向变动,创新效率逐年下降,至2018—2019降至1以下,创新效率出现了负增长。

与全国平均情况比较,在技术效率和技术进步方面江苏较全国平均水平波动大。江苏健康产业技术效率在前期除2014—2015年都低于全国平均水平,而后期自2017年起高于全国平均水平;技术进步前期除2014—2015年都高于全国平均水平,而后期自2017年起低于全国平均水平。江苏健康产业创新效率变化趋势与全国均值一致,且除2018—2019年之外一直高于全国平均水平。

表4-5 各省份整合阶段健康产业创新生态系统创新效率及排名

省份	技术效率	排名	技术进步	排名	创新效率	排名
北 京	0.998	10	1.309	4	1.306	5
天 津	1.067	1	1.242	11	1.326	4
河 北	0.894	24	1.313	3	1.174	13
山 西	0.986	11	1.370	1	1.351	2
辽 宁	1.011	6	1.222	12	1.235	6
吉 林	1.013	5	1.315	2	1.332	3
黑龙江	1.038	2	1.303	5	1.352	1
上 海	0.982	14	1.245	10	1.223	8
江 苏	1.018	4	1.202	13	1.224	7
浙 江	0.965	17	1.258	7	1.215	10
安 徽	0.955	20	1.193	14	1.139	15
福 建	0.936	23	1.286	6	1.204	11
江 西	0.861	25	1.258	8	1.083	18
山 东	0.956	19	1.250	9	1.195	12
河 南	0.973	15	1.183	16	1.152	14
湖 北	0.945	22	1.192	15	1.127	16
湖 南	0.969	16	1.112	19	1.078	19
广 东	0.950	21	1.081	20	1.028	21
广 西	1.000	8	1.123	18	1.123	17
海 南	1.035	3	1.182	17	1.223	9
重 庆	0.984	12	1.035	22	1.018	22

续表

省份	技术效率	排名	技术进步	排名	创新效率	排名
四 川	0.962	18	1.007	24	0.969	25
贵 州	1.000	9	1.009	23	1.009	23
云 南	1.003	7	1.039	21	1.042	20
陕 西	0.983	13	0.996	25	0.979	24
均值	0.978		1.184		1.158	

与各省份进行横向比较,江苏健康产业创新生态系统的整合阶段在技术效率、技术进步和创新效率方面排名分别为4,13和7,技术效率和创新效率处于较先进水平,技术进步处于中游水平。在技术效率方面,江苏较全国最高的天津低4.9%,比全国均值高4.0%。在技术进步方面,江苏较全国最高的山西低16.8%,比全国均值高1.8%。在创新效率方面,江苏较全国最高的黑龙江低12.8%,比全国均值高6.6%。可见在整合阶段江苏创新效率较全国最高水平仍有一定差距。

(三)创新应用阶段效率分析

创新应用阶段江苏健康产业创新效率时间维度的创新效率变化情况和空间维度与其他省份的比较情况分别见表4-6和表4-7:

表4-6 2014—2020年健康产业创新生态系统应用阶段效率值

年份	技术效率($effch$)		技术进步($tech$)		创新效率($tfpch$)	
	江苏	全国	江苏	全国	江苏	全国
2014—2015	1.303	1.174	0.826	0.970	1.077	1.138
2015—2016	0.824	1.065	1.230	1.044	1.014	1.112
2016—2017	1.145	1.056	0.904	1.029	1.036	1.086
2017—2018	0.884	0.882	1.191	1.226	1.054	1.081
2018—2019	0.570	0.723	1.555	1.586	0.887	1.147
2019—2020	1.699	1.296	0.791	0.726	1.343	0.941
均值	1.009	1.015	1.051	1.066	1.060	1.082

从时间维度观察,由表4-6可知,2014—2020年江苏健康产业创新生态系统应用阶段创新效率除2018—2019年都大于1,均值为1.060,即在此期间应用阶段的效率以年均6.0%的速度提升,进步明显。效率提升的

原因既有技术效率提升也有技术进步,技术进步占主要地位,技术进步年均提升5.1%,技术效率年均提升0.9%。

纵向比较发现,创新应用阶段江苏技术效率和技术进步波动明显,创新效率前期较平稳,在2018—2019年出现下降后2019—2020年迅速上升。技术效率呈"W"形波动,效率最高和最低值分别出现在2019—2020年和2018—2019年。技术进步呈"M"形波动,进步最大和退步最大分别出现在2018—2019年、2019—2020年。技术效率和技术进步变化反向变动,说明在技术创新程度高的时期,往往可能忽视技术和组织管理的效率,导致技术效率下降,降低创新效率上升的幅度;而技术创新困难的时期,往往重视技术和组织管理的效率,使技术效率上升,在一定程度上促进整体创新效率提高。

与全国平均情况比较,发现在技术效率、技术进步和创新效率方面江苏都比全国平均水平波动大,而均值则大于全国平均值。说明在创新应用阶段,江苏健康产业创新发展更为活跃,但技术和组织管理水平、创新水平和整体创新效率仍未实现稳步提升。

表4-7 各省份应用阶段健康产业创新生态系统创新效率及排名

省份	技术效率	排名	技术进步	排名	创新效率	排名
北 京	1.044	7	1.074	7	1.122	6
天 津	1.001	15	1.042	14	1.043	15
河 北	1.147	1	1.036	17	1.188	3
山 西	1.053	5	1.113	4	1.172	5
辽 宁	1.064	4	1.053	8	1.121	7
吉 林	1.027	11	1.030	19	1.058	12
黑龙江	1.092	2	1.349	1	1.474	1
上 海	0.966	22	1.076	6	1.039	16
江 苏	1.009	14	1.051	11	1.060	11
浙 江	0.981	18	1.003	24	0.984	23
安 徽	1.034	9	1.012	22	1.046	14
福 建	1.029	10	1.039	15	1.069	10
江 西	0.999	16	1.011	23	1.010	20
山 东	0.950	24	1.078	5	1.025	18
河 南	0.985	17	0.999	25	0.984	24

续表

省份	技术效率	排名	技术进步	排名	创新效率	排名
湖　北	0.974	20	1.028	20	1.001	21
湖　南	0.952	23	1.048	12	0.997	22
广　东	1.026	12	1.026	21	1.053	13
广　西	1.019	13	1.162	3	1.185	4
海　南	1.046	6	1.274	2	1.332	2
重　庆	1.040	8	1.044	13	1.086	9
四　川	0.976	19	1.053	9	1.028	17
贵　州	0.937	25	1.038	16	0.972	25
云　南	0.967	21	1.053	10	1.018	19
陕　西	1.079	3	1.033	18	1.115	8
均值	1.015		1.066		1.082	

　　与各省份进行横向比较,江苏健康产业创新生态系统的应用阶段在技术效率、技术进步和创新效率方面排名为14、11和11,都处于中游偏上水平。在技术效率方面,江苏较全国最高的河北低13.8%,比全国均值低0.6%。在技术进步方面,江苏较全国最高的黑龙江低29.8%,比全国均值低1.5%。在创新效率方面,江苏较全国最高的黑龙江低41.4%,比全国均值低2.2%。可见应用阶段江苏创新效率较全国最高水平仍有较大差距。

四、对江苏健康产业创新效率分析的发现与建议

(一)主要发现

　　第一,江苏健康产业整体创新效率有明显提升,创新生产阶段、创新整合阶段、创新应用阶段年均增长率分别为9.3%、22.4%和6.0%。在各创新阶段,创新效率的提升都主要来源于技术进步,创新生产阶段技术效率有所下降,而创新整合和创新应用阶段技术效率有小幅上升。

　　第二,就变化趋势而言,江苏健康产业创新生产阶段、创新应用阶段的创新效率有较大波动,而创新整合阶段创新效率逐年下降,产业仍未实现创新效率平稳增长。技术效率提升和技术进步波动明显且不同步是造成创新效率不能实现稳定增长的主要原因。

第三,与全国进行横向比较,江苏健康产业在创新生产阶段、创新整合阶段和创新应用阶段的创新效率分别排在第 12、第 7 和第 11 位,整体处于中等偏上的位置。与全国均值相比,创新生产阶段和创新应用阶段创新效率年均增速比全国平均水平分别低 0.1% 和 2.2%,创新整合阶段创新效率年均增速比全国平均水平高 6.6%。与先进省份相比,江苏各阶段创新效率仍存在明显差距。

(二)对策建议

1.着力提升运行效率

补齐江苏健康产业各个创新过程中技术效率提升缓慢、与技术进步不同步的短板。统筹健康产业链条的各个环节,避免同质化建设,从组织管理角度对健康产业的规模效率进行提升,通过创新产业组织模式和管理模式形成集聚效应,产生规模经济。尤其在健康产业创新成果多、产生技术进步的时期,更应整合优质资源、优质平台,进行跨部门、跨机构、跨区域合作,实现集群式发展,提升健康产业创新生态系统的运行效率。

2.提升创新生产效率

针对相对薄弱的创新生产环节,从政策、人才和资金等各方面加大对创新生产群落的支持,激发科研机构、高校的创新活力。充分利用区域内丰富的高校资源和研发资源,依托健康领域已建成的400余家省级以上科技创新平台及培育中的44家高价值专利培育示范中心,加强健康领域基础研究和原始创新。推动重大关键技术突破,形成标志性成果,提升健康产业创新生产过程的质量和效率。

3.挖掘自身创新优势

在向先进省份学习的同时,发掘自身在健康产业创新方面的优势,寻找亮点,发展特色。借助江苏数字经济和科技创新方面的优势,促进健康产业与新一代信息技术的融合创新。建立健康产业高水平创新中心和平台,发挥各个领域龙头企业的领航作用和示范效应,增强产业链垂直及横向的整合能力,促成产业创新辐射和协同效应,形成独特竞争优势。

第二节 江苏健康产业创新生态系统协同度

一、江苏健康产业创新生态系统评价体系构建

江苏健康产业创新生态系统包括多个群落和子系统,是一个复杂系统,对其的评价主要从有序度和协同度两个角度进行。根据协同学理论,对复杂系统而言,子系统的有序体现为子系统序参量之间的协同程度。其中,序参量用于描述复杂系统的整体行为。序参量一方面来源于子系统之间的协同,另一方面又会起到支配子系统行为的作用,是一系列重要的宏观参量。

根据代表性、可操作和可获取三个原则,分别对创新生产子系统、创新整合子系统、创新应用子系统、创新环境子系统选取如表4-8所示的序参量:

表4-8 江苏健康产业创新生态系统序参量

子系统	序参量	单位
创新生产子系统	R&D人员折合全时当量	人年
	R&D经费内部支出	万元
	新产品开发经费支出	万元
创新整合子系统	专利申请数	项
	政府资金	万元
	技术市场交易额	万元
创新应用子系统	新产品产值	万元
	新产品销售收入	万元
创新环境子系统	全社会各类专业技术人员数	人
	全社会专利申请受理总量	项
	科学技术一般财政支出	万元

对江苏健康产业创新生产子系统,序参量应反映生产子系统的人员情况、资金投入情况和产出情况,因此选择的序参量包括R&D人员折合全时当量、R&D经费内部支出和新产品开发经费支出。

对江苏健康产业创新整合子系统,序参量应反映整合子系统中知识产权交易机构、政府及技术市场等中介机构的运行情况,因此选择的序参量包括健康产业专利申请数、政府资金及技术市场交易额。

对江苏健康产业创新应用子系统,序参量应反映创新成果应用后转化为新产品的情况,因此选择的序参量包括健康产业新产品产值和新产品销售收入。

对江苏健康产业创新环境子系统,序参量应反映全江苏整体的创新规模与能力、政府对创新尤其是健康产业创新的支持力度,因此选择的序参量包括全社会各类专业技术人员数、全社会专利申请受理总量以及科学技术一般财政支出。

二、江苏健康产业创新生态系统评价方法

将江苏健康产业创新生态系统 I 的序参量用变量集 $u_i = \{u_{i1}, u_{i2}, \dots, u_{in}\}$ 来表示,其中 $u_{ij}(1 < j < n)$ 是第 i 个序参量的第 j 个指标,用 φ_{ij} 表示该序参量的有序度。有序度用于描述江苏健康产业创新生态系统协调与同步的程度,其值越大说明江苏健康产业创新生态系统的协同程度越高。对不同类型指标,序参量的有序度表达形式不同,对应的结果也不同。效益型指标的序参量取值越大,有序度越高;而成本型指标的序参量取值越小,有序度越高。由此,序参量 u_{ij} 的有序度 φ_{ij} 可以表示为式(4-3)的形式:

$$\varphi_{ij} = \begin{cases} \dfrac{u_{ij} - u_{i\min}}{u_{i\max} - u_{i\min}}, u_{ij}\text{为效益型指标} \\[4mm] \dfrac{u_{i\max} - u_{ij}}{u_{i\max} - u_{i\min}}, u_{ij}\text{为成本型指标} \end{cases} \quad (4-3)$$

第 i 个序参量的最大值和最小值分别由式 X 中 $u_{i\max}$ 和 $u_{i\min}$ 代表,有序度的取值范围为 $\varphi_{ij} \in [0,1]$。各个子系统整体的有序度 φ_i 由子系统中各个序参量的有序度进行集成得到,表达式如式(4-4):

$$\varphi_i = \sqrt[m]{\prod_{i=1}^{m} \varphi_{ij}} \quad (4-4)$$

假设 t_0 为初始时刻，江苏健康产业创新生态系统各子系统的有序度表示为 φ_i^0；当江苏健康产业创新生态系统发展演化到 t_1 时刻时，φ_i^1 为各子系统的有序度，则经过演化发展后江苏健康产业创新生态系统协同度 C 可以表示为式（4-5）的形式：

$$C = \theta \sqrt[4]{\prod_{i=1}^{4} |\varphi_i^1 - \varphi_i^0|} \qquad (4-5)$$

式（4-3）中 θ 满足条件：$\theta = \min(\varphi_i^1 - \varphi_i^0)/|\min(\varphi_i^1 - \varphi_i^0)|$，可知 $C \in [-1,1]$，且 C 取值越大，江苏健康产业创新生态系统协同程度越高。

三、江苏健康产业创新生态系统发展情况计算与分析

（一）数据来源与处理

研究 2011 年至 2020 年江苏健康产业创新生态系统的发展情况，受数据可得性所限，创新生产、整合及应用子系统中除区域技术市场交易额外，其余各项指标由医药制造业、医疗仪器设备及仪器仪表制造业两个产业的加总数据来代表健康产业整体。该部分数据来源于各年份的《中国高技术产业统计年鉴》，其中缺失的 2018 年数据由 2017 年和 2019 年相应数据均值计算得出；技术市场交易额由各年份《中国科技统计年鉴》得到。创新环境子系统中，全社会各类专业技术人员数及科学技术一般财政支出由各年份《江苏统计年鉴》得到，全社会专利申请受理总量由《中国科技统计年鉴》得到。

（二）江苏健康产业创新生态系统有序度计算

首先对各子系统序参量 2011 年至 2020 年的数据进行标准化处理，通过 Z-score 标准化方法进行计算，得到江苏健康产业创新生态系统各序参量标准化后的值，如表 4-9 所示：

表4-9　江苏健康产业创新生态系统各序参量标准化后的值

序参量	2011年	2012年	2013年	2014年	2015年	2016年	2017年	2018年	2019年	2020年
R&D人员折合全时当量	-1.70	-1.19	-0.68	0.45	0.26	0.50	0.12	-0.26	0.76	1.75
R&D经费内部支出	-1.26	-0.92	-0.76	-0.54	-0.42	-0.03	0.32	0.67	0.87	2.06
新产品开发经费支出	-1.27	-0.86	-0.75	-0.51	-0.51	-0.17	0.28	0.73	1.18	1.88
专利申请数	-1.30	-1.22	-0.64	0.43	-0.55	-0.17	0.18	0.53	0.72	2.02
政府资金	-1.90	-0.15	0.56	1.01	-1.13	0.14	0.22	0.29	1.52	-0.55
技术市场交易额	-0.91	-0.79	-0.56	-0.53	-0.47	-0.36	-0.10	0.29	1.16	2.28
新产品产值	-1.47	-0.83	-0.39	-0.05	-0.58	-0.36	0.07	0.49	1.06	2.04
新产品销售收入	-1.43	-1.13	-0.88	-0.26	-0.04	0.41	0.42	0.44	0.45	2.02
全社会各类专业技术人员数	1.83	1.84	-0.75	-0.66	-0.61	-0.61	-0.51	-0.45	-0.21	0.13
全社会专利申请受理总量	-1.54	-0.37	-0.07	-0.85	-0.79	0.01	0.03	0.84	0.78	1.96
科学技术一般财政支出	-1.42	-1.07	-0.72	-0.53	-0.18	-0.11	0.26	0.88	1.39	1.49

然后将表4-9中的数据代入式(4-3),可得出江苏健康产业创新生态系统各子系统序参量的有序度,结果如表4-10所示:

表4-10 江苏健康产业创新生态系统各子系统序参量的有序度

序参量	2011年	2012年	2013年	2014年	2015年	2016年	2017年	2018年	2019年	2020年
R&D人员折合全时当量	0.00	0.15	0.30	0.62	0.57	0.64	0.53	0.42	0.71	1.00
R&D经费内部支出	0.00	0.10	0.15	0.22	0.25	0.37	0.48	0.58	0.64	1.00
新产品开发经费支出	0.00	0.13	0.17	0.24	0.24	0.35	0.49	0.63	0.78	1.00
专利申请数	0.00	0.02	0.20	0.52	0.22	0.34	0.44	0.55	0.61	1.00
政府资金	0.00	0.51	0.72	0.85	0.23	0.60	0.62	0.64	1.00	0.40
技术市场交易额	0.00	0.04	0.11	0.12	0.14	0.17	0.25	0.38	0.65	1.00
新产品产值	0.00	0.18	0.31	0.40	0.25	0.32	0.44	0.56	0.72	1.00
新产品销售收入	0.00	0.09	0.16	0.34	0.40	0.53	0.54	0.54	0.54	1.00
全社会各类专业技术人员数	0.99	1.00	0.00	0.04	0.06	0.06	0.09	0.12	0.21	0.34
全社会专利申请受理总量	0.00	0.33	0.42	0.20	0.22	0.44	0.45	0.68	0.66	1.00
科学技术一般财政支出	0.00	0.12	0.24	0.31	0.43	0.45	0.58	0.79	0.97	1.00

据式(4-4),可以得出江苏健康产业创新生态系统中创新生产子系统、创新整合子系统、创新应用子系统和创新环境子系统在2011年至2020年的有序度,数值如表4-11所示:

表4-11 江苏健康产业创新生态系统子系统有序度

年份	创新生产子系统	创新整合子系统	创新应用子系统	创新环境子系统
2011	0.000	0.000	0.000	0.000
2012	0.126	0.078	0.127	0.341
2013	0.195	0.251	0.222	0.000
2014	0.320	0.375	0.369	0.131
2015	0.326	0.190	0.320	0.173
2016	0.437	0.327	0.411	0.223
2017	0.499	0.412	0.485	0.291
2018	0.536	0.510	0.549	0.399
2019	0.709	0.733	0.627	0.511
2020	1.000	0.735	1.000	0.698

(三)江苏健康产业创新生态系统协同度计算

得到江苏健康产业创新生态系统四个子系统各年份有序度的数值后,根据式(4-5)可以计算出江苏健康产业创新生态系统2012年至2020年的协同度,结果如表4-12所示:

表4-12 江苏健康产业创新生态系统协同度

年份	2012	2013	2014	2015	2016	2017	2018	2019	2020
协同度	0.144	0.140	0.132	0.038	0.091	0.072	0.071	0.135	0.083

(四)江苏健康产业创新生态系统发展情况分析

对江苏健康产业创新生态系统各子系统有序度进行分析发现:创新生产子系统有序度在2012至2020年整体保持平稳上升的趋势,说明江苏健康产业创新生产子系统中研发主体数量和产出发展态势良好,有序程度逐步提升;创新整合子系统有序度在2014至2015年下降明显,其余年份总体呈上升趋势,说明江苏健康产业创新整合子系统趋于稳定,对健康创新的分解和开发能力有待进一步提高;创新应用子系统除2015年出现波动,有序度整体呈上升态势,说明江苏健康产业创新应用子系统中健康创新的转化情况总体逐渐优化;创新环境子系统有序度呈波动中上升的趋势,说明江苏健康产业创新环境整体上不断改善。

对江苏健康产业创新生态系统整体协同度进行分析,将计算结果用折线图表示,图4-2为2012—2020年系统协同度变化趋势:

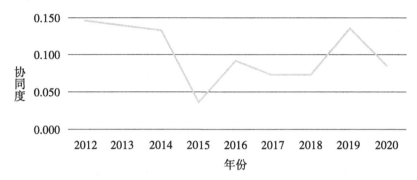

图4-2　2012—2020年江苏健康产业创新生态系统协同度

根据已有研究,结合本研究实际,按照协同度数值的大小将江苏健康产业创新生态系统发展状态依次划分为逆协同($-1 \leqslant C < 0$)、不协同($0 \leqslant C < 0.25$)、弱协同($0.25 \leqslant C < 0.50$)、基本协同($0.50 \leqslant C < 0.80$)和非常协同($0.80 \leqslant C < 1$)五个等级。2012至2020年,江苏健康产业创新生态系统均处于不协同状态。说明江苏健康产业创新生态系统各子系统之间相互促进的合力弱,还没有形成较好的协作发展关系。2015年以后,协同度总体呈上升趋势,说明近年来江苏健康产业创新生态系统的协同程度有提升的趋势。

综上所述,江苏健康产业创新生态系统初步形成,各子系统有序度在波动中上升,有序程度有所加强,但还存在着较多不足;与优势区域相比,江苏健康产业生产群落各类创新在数量与质量上仍有一定差距,尤其是创新整合分解能力较弱,创新应用能力有待进一步加强,创新环境仍有提升空间。江苏健康产业创新生态系统各子系统发展水平不一致,整体协同程度较低。

第三节　江苏健康产业创新生态系统韧性

一、健康产业创新生态系统韧性概念

(一)韧性内涵

韧性,也被称为弹性、恢复力、抗逆力等,其概念最早出现在物理学领域,用于描述材料在外力作用下的抗压、恢复形变的能力。生态学家Holling在1973年将其引入生态学领域,提出生态系统是一个具有多稳态的动态系统,而韧性就用于描述系统吸收变化、维持稳态的能力。此后,"韧性"概念相继应用于工程学、心理学、灾害学等诸多领域,用来研究特定对象在与外界环境相互作用中的表现。在经济学及管理学领域,近年来相关研究多针对区域韧性和经济韧性。在区域经济领域,城市成为韧性理论研究的热点对象,具体指城市系统在应对外来冲击时表现出来的适应能力、恢复能力和学习能力。赵瑞东等(2020)将城市韧性分为城市经济韧性、城市社会韧性、城市制度韧性、城市生态韧性、城市基础设施韧性。张明斗和冯晓青(2018)认为,韧性城市是城市可持续发展的新模式,韧性城市应具备系统性适应能力与完善的应急管理体系,能够快速有效地应对各类灾害。

(二)健康产业创新生态系统韧性内涵

在产业创新韧性方面,研究仍不充分。胡甲滨等(2022)提出"创新韧性"的概念,认为创新韧性是创新面临外部冲击时保持系统稳定甚至进化为更高创新水平的能力。苏屹和李柏洲(2009)、赵彦云等(2009)实证发现,在金融危机等外部冲击下,创新能力整体处于下降趋势,但北京、上海等地表现出较强的抵抗力和恢复力,即北京、上海等地创新韧性较强。张军和许庆瑞(2015)认为,来自外部的冲击可能促使企业创新系统积累更多创新资源,对企业创新能力提升存在正向影响,从而促进企业产出提高。倪鹏飞等(2011)认为,面对外部冲击,创新系统需确保自身拥有足够的抵抗力进行应对,而这往往取决于系统内部资源冗余与结构复杂的程度,由此必然促进企业创新要素、创新资源的集聚。创新集聚会带来知识积累,降低创新成本,实现创新产品价值增值,从而提升企业创新能力和产品竞争力,最终显著提高创新产出。针对创新生态系统的研究较少,赵玉帛、张贵等(2022)将创新生态系统韧性定义为:系统在面对冲击和不确定扰动风险时,通过自组织、自适应、自学习和系统记忆等方式恢复到更高功能水平的能力。梁林等(2020)基于韧性视角界定创新生态系统的韧性理念,指出进化性是具有韧性的创新系统的核心表征,受到外部冲击的创新系统通过自学习、自调整,实现创新系统要素优化与结构重构,促进创新投入产出比提高。

对健康产业而言,创新生态系统韧性即在面对不确定性和外部冲击时,健康产业创新生态系统通过自组织、自适应、自学习和系统记忆等方式恢复并向更高功能水平演化的能力。这种能力是创新生态系统各个子系统中各类主体面对不确定性和冲击时通过不断调整与适应、自我组织与进化学习而形成的动态系统属性。

二、健康产业创新生态系统韧性模型

根据健康产业创新生态系统韧性的内涵可知,这种韧性包括四个相辅相成的方面——防御力、应对力、恢复力、更新力。这四个方面侧重点各有不同:防御力是系统承受直接冲击和扰动时能够提供的缓冲;应对力是系统受到冲击后能够在多大程度上对冲击进行分散和消解;恢复力表征系统受到冲击后系统内部的组织再造和内部优化,以使系统逐步恢复到原来的功能水平;而更新力是指系统通过自组织、自学习、自适应进化到一种更高水平、全新状态的能力。健康产业创新生态系统韧性的构成如图4-3所示:

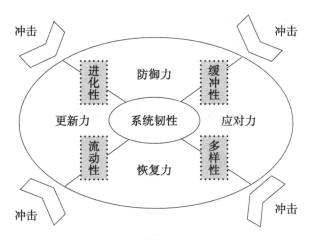

图4-3　健康产业创新生态系统韧性构成

对构成健康产业创新生态系统韧性的四个方面——防御力、应对力、恢复力、更新力分别进行表征和刻画。

防御力用缓冲性进行表征。缓冲性来源于系统内部资源的冗余和结构的复杂程度。系统通过内部创新资源的积累和多元连接的复杂结构整合,形成先发资源禀赋优势,进而对提高创新能力具有正向影响。缓冲性强即具备超出自身一定需求的资源冗余,从而为抵御冲击风险提供充足的能量。当系统遭到冲击时,丰富的资源储备能够延缓系统功能水平下降的速度,削减系统功能水平下降的幅度。

应对力用多样性进行表征。多样性指生态系统中创新主体与创新活动的多种类,创新物种越多的系统对冲击的吸收能力越强,越能够承担"冲击吸收器"的角色,有效地将冲击转移和分散到多个不同子产业。

恢复力用流动性进行表征。流动性即人才流、技术流、资本流等创新要素的高速流动促进创新生态系统内部循环,保障了创新生态系统开放性和动态性的功能。流动性高的系统能够破除系统内要素流动壁垒,通过要素迅速反应和调动资源的响应能力,以填补系统受到冲击后出现的各种缺口。

更新力用进化性进行表征。进化性是指为适应环境变化,系统内主体通过不断自我调整、改变基因形态和结构,不断促进优势物种的成长。

在系统受到冲击和扰动后,具有进化性的系统能够不断进行自学习、自调整、自适应,其结果是系统的要素优化和更新,表现为系统功能水平的不断提高。

三、江苏健康产业创新生态系统韧性测度

(一)指标体系构建

依据江苏健康产业创新生态系统韧性的内涵,将缓冲性、多样性、流动性和进化性分解为不同的维度,并且用可测量的指标对其进行描述。依照代表性、可操作性和数据可获取性几个原则,参考梁林、赵玉帛(2020)等的研究,结合健康产业特点,建立指标体系。

缓冲性是为抵御风险提供能量的能力,要求系统具备超出自身一定需求的资源冗余,这些资源可分为经济资源、社会环境资源、知识资源和技术资源。人均GDP表示区域经济实力,用于描述经济资源;人均拥有公共图书馆藏量可代表区域的社会发展和公共资源状况,用于描述社会环境资源;每万人发表SCI论文数代表区域科学研究的成果,可用于描述知识资源;每万人发明专利授权数代表区域技术发展成果,可描述技术资源。

多样性是系统对冲击的吸收能力,要求系统中具有多种类的创新主体及创新活动,可用人才多样性、企业多样性和高校多样性来描述。一般而言,群体数量越多,其内部多样性越丰富。受数据可得性限制,分别采用医药制造业与医疗仪器设备及仪器仪表制造业的从业人数以及企业数量之和来表征系统的人才多样性和企业多样性,用区域高校数量表征高校多样性。

流动性表示系统的开放能力和动态能力,用各类系统创新要素的循环调动能力来描述,可以将创新要素划分为人口流、资金流、物流、信息流和技术流。人口流用区域人口数表示;资金流用区域固定资产投资情况描述;用货运量表示物流情况;每百家企业拥有网站数代表区域信息化建设的水平,可用于表示信息流;技术市场成交额代表技术市场的活跃度,

可以表示技术流。

进化性是系统受到冲击和扰动后，通过适应环境和自我调整不断成长、自我超越的能力，可用创新的投入和产出来进行描述。由于健康产业整体数据难以获得，用医药制造业与医疗仪器设备及仪器仪表制造业的情况代表产业总体情况。用R&D人员全时当量刻画创新人力投入，用R&D经费支出刻画创新资金投入，用发明专利申请数表征基础创新产出，用新产品销售收入表征应用创新产出。健康产业创新生态系统韧性测度的指标体系如表4-13所示：

表4-13　健康产业创新生态系统韧性测度指标体系

维度	一级指标	二级指标
缓冲性	经济资源	人均GDP
	社会环境资源	人均拥有公共图书馆藏量
	知识资源	每万人发表SCI论文数
	技术资源	每万人发明专利授权数
多样性	人才多样性	从业人数
	企业多样性	企业数量
	高校多样性	高校数量
流动性	人口流	人口数
	资金流	固定资产投资
	物流	货运量
	信息流	每百家企业拥有网站数
	技术流	技术市场成交额
进化性	创新人力投入	R&D人员全时当量
	创新资金投入	R&D经费支出
	基础创新产出	发明专利申请数
	应用创新产出	新产品销售收入

（二）方法与数据

1.熵权法

熵权法是根据指标变异性的大小来确定客观权重的方法。通常某个指标值的变异程度越大，其信息熵越小，在综合评价中所能起到的作用也越大，即权重越大。相反，指标值变异程度越小，信息熵越大，权重就越小。

熵权法应用步骤如下：

首先将各指标进行无量纲化处理，假设有 m 个指标：X_1，X_2，…，X_m，其中 $X_i = \{x_1,\ x_2,\ \dots x_n\}$，对其进行标准化得 Y_1，Y_2，…，Y_m，有：

$$\begin{cases} Y_{ij} = \dfrac{X_{ij} - \min(X_i)}{\max(X_i) - \min(X_i)}, & X_i \text{为正向指标} \\[3mm] Y_{ij} = \dfrac{\max(X_i) - X_{ij}}{\max(X_i) - \min(X_i)}, & X_i \text{为负向指标} \end{cases} \qquad (4\text{--}6)$$

然后求各指标的比值 p_{ij}，即第 j 项指标在第 i 个方案中占该指标的比重，也就是计算该指标的变异大小：

$$p_{ij} = \frac{Y_{ij}}{\sum\limits_{i=1}^{n} Y_{ij}}, i = 1, \dots, n, j = 1, \dots, m \qquad (4\text{--}7)$$

第三步求信息熵，根据信息熵的定义，得 j 指标的信息熵为：

$$E_j = -\ln(n)^{-1} \sum\limits_{i=1}^{n} p_{ij} \ln p_{ij} \qquad (4\text{--}8)$$

有 $E_j \geq 0$，当 $p_{ij} = 0$ 时，$E_j = 0$。

随后由信息熵计算各指标的权重为：

$$w_j = \frac{1 - E_j}{m - \sum E_j} \ (j = 1, 2, \dots, m) \qquad (4\text{--}9)$$

最后，按照权重对各个单元进行评分：

$$s_i = \sum\limits_{j=1}^{m} w_j p_{ij} \qquad (4\text{--}10)$$

2.数据来源与处理

取 2020 年为研究期间，对中国除香港、澳门和台湾外的 31 个省份健康产业创新生态系统的韧性进行分析。数据来源于各年份《中国统计年鉴》《中国高技术产业统计年鉴》，多数数据由年鉴中直接得出，人均值、万人均值等由年鉴数据简单计算得出，固定资产投资额在 2017 年数据的基础上由后续年份增长情况计算得出。

（三）结果与讨论

在收集整理31个省份健康产业创新生态系统韧性4个维度16项指标的数据后，按照式（4-6）对数据进行无量纲化处理，再依据式（4-7）求出各指标的比值，随后据式（4-8）得出各指标值的信息熵，如表4-14所示：

表4-14　健康产业创新生态系统韧性指标熵值

指标	熵值	指标	熵值
人均GDP	0.904	固定资产投资	0.900
人均拥有公共图书馆藏量	0.868	货运量	0.924
每万人发表SCI论文数	0.799	每百家企业拥有网站数	0.970
每万人发明专利授权数	0.748	技术市场成交额	0.781
从业人数	0.856	R&D人员全时当量	0.798
企业数量	0.859	R&D经费支出	0.776
高校数量	0.952	发明专利申请数	0.765
人口数	0.922	新产品销售收入	0.774

在得到各指标信息熵值后，根据式（4-9）计算得出各指标的权重值，如表4-15所示：

表4-15　健康产业创新生态系统韧性指标权重

指标	权重	指标	权重
人均GDP	0.040	固定资产投资	0.042
人均拥有公共图书馆藏量	0.055	货运量	0.032
每万人发表SCI论文数	0.084	每百家企业拥有网站数	0.012
每万人发明专利授权数	0.105	技术市场成交额	0.091
从业人数	0.060	R&D人员全时当量	0.084
企业数量	0.059	R&D经费支出	0.093
高校数量	0.020	发明专利申请数	0.098
人口数	0.032	新产品销售收入	0.094

将各指标的权重值代入式（4-10），可得到各省份韧性分析指标和总韧性的分值，并据总韧性进行排序，结果如表4-16所示：

表4-16 31个省份健康产业创新生态系统得分及排名

省份	缓冲性	多样性	流动性	进化性	总韧性	排名
江苏	0.016	0.019	0.015	0.079	0.129	1
北京	0.066	0.005	0.023	0.016	0.109	2
广东	0.012	0.015	0.020	0.050	0.097	3
浙江	0.018	0.012	0.011	0.044	0.085	4
山东	0.007	0.010	0.015	0.036	0.068	5
上海	0.037	0.005	0.008	0.015	0.064	6
湖北	0.009	0.006	0.011	0.014	0.040	7
安徽	0.007	0.006	0.009	0.012	0.034	8
四川	0.005	0.006	0.010	0.013	0.034	9
河南	0.002	0.008	0.009	0.014	0.033	10
天津	0.018	0.002	0.005	0.007	0.032	11
湖南	0.005	0.005	0.008	0.011	0.030	12
陕西	0.009	0.003	0.010	0.005	0.028	13
福建	0.009	0.003	0.005	0.007	0.024	14
江西	0.003	0.006	0.005	0.009	0.023	15
河北	0.002	0.005	0.008	0.008	0.023	16
重庆	0.007	0.004	0.004	0.008	0.022	17
辽宁	0.008	0.003	0.005	0.005	0.021	18
吉林	0.007	0.003	0.003	0.003	0.016	19
黑龙江	0.006	0.002	0.003	0.002	0.012	20
云南	0.002	0.002	0.004	0.002	0.010	21
山西	0.003	0.002	0.003	0.002	0.010	22
广西	0.002	0.002	0.004	0.001	0.009	23
贵州	0.001	0.002	0.004	0.002	0.009	24
内蒙古	0.004	0.001	0.003	0.001	0.008	25
甘肃	0.003	0.001	0.002	0.001	0.007	26
宁夏	0.005	0.000	0.001	0.001	0.007	27
海南	0.003	0.001	0.001	0.001	0.005	28
青海	0.004	0.000	0.001	0.000	0.004	29
新疆	0.002	0.001	0.002	0.000	0.004	30
西藏	0.002	0.000	0.000	0.000	0.002	31

发现全国31个省份健康产业创新生态系统韧性差异明显,东部经济强、创新活力强的省份系统韧性强,具有明显优势,而西部省份系统韧性弱,不同区域之间差异巨大。江苏名列榜首,北京紧随其后,广东、浙江、山东和上海分列第三至第六位。

观察可发现优势省份可以分为两类。一类以高进化性为特征,以江苏、广东、浙江和山东为代表。这些省份健康产业创新生态系统创新投入和产出具有优势,系统成长性高,一旦遇到外界冲击,通过自学习、自适应进行调整和适应环境变化的能力强。另一类以高缓冲性为特征,以北京和上海为代表。这些省份健康产业创新生态系统拥有多方面充裕的资源,在遇到风险时能起到防御作用,抵御冲击能力强。

与其他省份相比,江苏健康产业创新生态系统的韧性在进化性方面领先优势明显,在多样性方面也小幅领先,但在缓冲性方面相较北京、上海还有较大差距,在流动性方面也低于北京和广东。要想全面提升江苏健康产业创新生态系统的韧性,可以在相对薄弱的缓冲性和流动性方面发力,提升系统防御冲击能力以及系统创新要素的循环调动能力。

本章小结

从系统创新效率、系统协同度和系统韧性等不同视角评价江苏健康产业创新生态系统的运行状态,发现江苏健康产业创新生态系统创新效率明显提升,在全国范围内处于中游水平;系统协同度有所上升,但整体协同程度仍较低;在系统韧性方面,江苏健康产业创新生态系统处于全国领先地位。总体来看,江苏健康产业创新生态系统运行状态不断优化,已在韧性方面形成一定优势,但在效率和协同度方面仍有提升空间。

第五章

数字时代江苏健康产业创新生态系统

　　数字技术和数字经济的发展已经成为驱动经济增长、推动经济发展的新引擎。互联网、物联网、大数据、云计算、人工智能、区块链等技术改变了健康产业创新发展趋势。在数字时代，江苏健康产业创新生态系统面临新的机遇和挑战。

第一节 数字时代江苏健康产业的转型

一、数字时代健康产业发展的机遇与挑战

（一）数字时代健康产业发展的机遇

1.数字新基建为健康产业提供数字化转型基础

新一代信息基础设施跨越式发展，为健康产业的数字化转型提供了坚实的基础。截至2022年年底，江苏已建成18.7万个5G基站，在全国排名第2位。加速建设中的千兆光网和5G"双千兆"网络有力地支持了健康产业发展。江苏固定互联网宽带接入用户截至2022年年底达4451.6万户，网民规模超过6566万人，庞大的网民规模为江苏健康产业数字化奠定了市场基础。

2.数字新技术为健康产业提供丰富的应用场景

在数字技术的支持下，智慧医院、互联网医院建设初见规模；人工智能和数字化的应用提升了患者看病就医的感受，促进了优质资源下沉，提高了基层医疗服务能力。同时，数字技术带动社交媒体等逐渐普及，健康管理服务通过新兴方式如直播、短视频等得以传播和推广，打破了时间与空间的壁垒，健康服务市场规模扩大，不断涌现新的数字健康应用场景，见图5-1：

智慧医疗				
智慧康养		智慧医院	远程诊疗	互联网医院
智慧健康管理	重点	数字健康	智慧养老	医疗大数据
智慧医药制造	领域	智慧制造	医学AI	医疗物联网
智慧医药物流		智慧医保	数字研发	3D生物打印
		支撑		
5G	物联网	云计算	人工智能	量子科技

图5-1 健康产业数字应用场景

3.数字新政策促进健康产业业态与模式创新

在加快建设数字江苏的战略背景下,江苏在"互联网+健康""互联网+医疗"、健康大数据等数字化重点领域出台了多项政策以提供支持,引发并催生了市场投资和创业热潮,为健康产业的发展营造了良好的环境,更好地释放了数字要素在健康产业领域的创新效能,催生了"互联网+慢病智慧管理"、3D生物打印等多样化的新业态和新模式。

(二)数字时代健康产业发展的挑战

1.健康产业数据安全存在隐患

健康数字化已经成为发展趋势,但是由于健康产业的特殊性,健康数据一旦泄露,不仅会带来财产损失,而且会造成健康甚至人身危险。因此,在健康产业数字化的过程中信息安全、隐私保护问题需要得到特别关注。尤其是医院、健康管理、健康保险机构获得的个人健康、疾病以及就诊等相关数据在数据使用及开放共享过程中有泄露和被盗的风险。

2.健康产业信息共享机制不完善

在数字信息共享方面,健康产业仍存在明显不足。首先,产业内不同主体各自收集并保留健康数据,由于使用目的和用途不同,这些健康信息的内容、形式各异,数据的统计口径不统一,造成信息共享难度大。其次,健康信息平台暂未实现互联互通,不同机构各自使用独立的健康信息平台,导致信息共享的技术通道不通畅。另外,建立全社会共享的健康数据交换平台在法律和社会层面未扫清障碍,共享难度大。

3.健康资源匹配度有待提高

对健康资源的需求是人类共同的需求,但不同群体的需求存在差异性,在健康资源有效配置、提高匹配度方面仍存在差距。如老年人、残疾人等群体由于数字素养或技能的不足,产生了数字鸿沟,难以充分利用数字健康资源。而在互联网医院等新兴健康资源使用方面,老年人明显参与度和使用率不高,不能充分发挥数字健康手段缓解健康资源供需不平衡的作用,使得弱势群体难以充分享受数字时代的发展红利。

二、数字经济对江苏健康产业创新发展的影响

（一）数字经济对江苏健康产业创新发展的影响机制

从第四章的分析中可以发现，江苏健康产业在创新发展和产业创新生态系统运行方面面临着一系列问题，如创新效率不高、创新协同度较低以及创新韧性不足等。对问题产生的原因进行分析，发现造成上述问题可能有以下几个方面因素。

一是健康产业创新链条"科学研究—成果转化—产业变革"中存在信息共享与匹配机制障碍。健康产业创新的基础研究主体及其产业化主体在持有的资源、创造的价值等方面都有很强的异质性，且各类主体所拥有信息的结构、形式等不对称。

二是健康产业创新链与产业链、价值链尚没有实现高度融合。健康产业链条中主体存在同质化情况，创新成果转化和激励机制不够完善，链条中重点环节的自主创新能力有待进一步提升，区域整体高能级、示范性的产业平台发展相对滞后。

三是健康产业创新过程具有风险大、成本高、周期长的特征，存在资源要素配置瓶颈。健康产业尤其是医药制造业创新风险高，仅依靠个别创新主体难以实现创新价值，更无法支撑产业链的升级与重塑。但当前江苏健康产业相关资源要素的市场化和协同度不高，存在制约。

上述江苏健康产业面临的问题在数字时代能否找到解决方案？对数字经济作用于健康产业创新发展的机制进行分析。从微观角度看，数字经济可以显著提高信息处理能力，提高产业的组织生产效率，促进生产经营模式转变。从宏观角度看，数字经济降低信息使用成本，优化资源配置，促进经济增长，提升经济发展质量。

对于健康产业而言，数字经济可以打破创新过程中基础研究与产业转换间的信息匹配障碍，实现信息共享；深化健康产业集聚，推动平台融合，从而促进创新链与产业链、价值链的融合，实现价值共创；更好地发挥价格机制的作用，降低交易成本，优化资源配置，从而在产业创新生态系

统内促进要素优化配置,实现生态共赢。由此,应提升江苏健康产业的创新效率和韧性,优化生态环境,赋能江苏健康产业创新发展。数字经济对江苏健康产业创新发展的作用机制如图5-2所示:

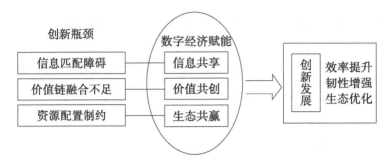

图5-2 数字经济对江苏健康产业创新发展的作用机制

(二)江苏数字经济发展情况

江苏数字经济发展基础良好,截至2020年年底,江苏数字经济规模超过4万亿元,位居全国首位,包括电子信息产品制造业、软件和信息服务业在内的数字产业发展迅速,数字产业化推进扎实。同时,产业数字化转型加快,在两化融合、工业互联网应用发展、培育国家级电子商务示范基地等领域均位于全国前列。

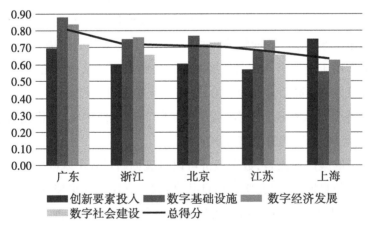

数据来源:《中国区域数字化发展指数报告》

图5-3 五省份数字化发展指数得分情况

　　江苏将发展数字经济视为把握新一轮科技革命和产业变革机遇的战略选择。政府出台了《江苏省"十四五"数字经济发展规划》《江苏省关于全面提升江苏数字经济发展水平的指导意见》等系列政策文件,抢抓数字时代发展新机遇,激发数字经济新动能,加快数字经济强省建设。

　　在数字产业化方面,江苏基础扎实,数字产业规模不断提升。2020年,电子信息产品制造业收入近3万亿元,软件和信息服务业收入超过1万亿元,物联网、人工智能、云计算等新兴产业规模和增速领跑全国。在5G、物联网、人工智能、大数据等重点领域,数字技术创新成效显著,取得一批重大原创性成果,数字产业规模位于全国前列。

　　在产业数字化方面,大力推进"江苏制造"向"江苏智造"加速转变。江苏两化融合发展水平指数连续多年位居全国第一,更多企业迈上"云端",截至2020年年底,创建省级示范智能车间超过1300家,20余家企业获得"国家智能制造系统解决方案供应商"称号,占全国的五分之一。江苏在服务业领域、数字技术创新应用领域不断发力,培育国家级电子商务示范基地12家,位居全国第一。江苏在工业互联网应用领域建成各级工业互联网平台近90家,整体发展位于全国前列。

　　在数字化治理方面,江苏不断夯实底座。为规范数字经济市场竞争秩序,出台促进平台经济健康发展"20条",开展网络市场监管专项行动,形成政府指导、企业参与、具有江苏特色的电子商务平台规范化管理机制。同时,运用数字技术赋能社会治理,"互联网＋政务服务"和"不见面审批(服务)"全面推广,"互联网＋医疗健康"示范省建设有序开展,教育、就业、养老、社保、救助等服务场景数字化应用不断普及,数字服务和产品适老化改造扎实推进。

　　在数字基础设施方面,网络基础能力位居全国前列。截至2020年年底,已建成5G基站7.1万座,工业互联网、车联网、智慧城市等领域试点应用成效显著,IPv6发展指数位居全国前列。算力基础设施支撑有力,全省在用数据中心标准机架数达35万架,建成国家超级计算无锡中心、昆山中心和南通国际数据中心产业园等,数据中心发展态势初显。

三、江苏健康产业的数字化转型

(一)健康产业数字化转型内涵

新一代数字技术日新月异,数字经济蓬勃发展,社会各方面都受到深刻影响,在数字化的冲击下进行数字化重构和转型,对于产业及企业而言亦是如此。不同的学者从不同的角度对数字化转型的定义展开研究,形成了丰富的内涵体系,主要可以归结为以下几类:

一些学者强调转型的过程。Gurbaxani & Dunkle(2019)提出数字化转型可视为企业运用数字技术的创新过程,既包括技术问题,也包括战略问题。Vial(2019)认为数字化转型是指通过信息、计算、通信和连接技术组合,触发实体属性的重大变化,从而改进实体的过程。Rogers(2016)认为数字化转型不仅针对信息技术基础设施的升级,更是组织战略导向转型的过程。

另外一些学者强调转型的目的。张鹏等(2022)指出,数字化转型是传统制造企业在激烈竞争中谋求发展的必然选择。孟凡生等(2018)认为数字化转型的根本目的是提高企业效率和绩效。Frankiewicz等(2020)提出,企业数字化转型的最终目标在于提高企业在数字经济中的竞争力。

还有部分学者强调转型的作用。Benbya等(2020)和Wiesbock等(2020)将数字化转型视为面对数字世界的复杂性和棘手问题的解决方案。Dehnert(2020)指出,数字技术在价值创造、价值主张和客户互动三个特征维度上改变了创新创业模式。李北伟等(2022)认为,产业数字化转型的核心活动是利用数字技术打通不同层级与不同行业间的数据壁垒,创造新产业、新业态、新模式。

另外,也有学者从上述三个方面综合考虑数字化转型的内涵。如Warner & Wager(2019)指出,数字化转型要用数字技术进步取代原有的组织文化和运行方式,是一个持续的战略更新过程。Hinings等(2018)指出,数字化转型涉及几种数字创新的综合效应,这些创新带来新的参与者及群体、结构、实践、价值观和信念,它们改变、威胁、取代或补充组织领域内现有游戏规则。Li等(2018)指出,数字化转型包括多方面的转变,是由信息技术促成的转型。

综合上述已有研究,结合健康产业的自身特点,可以将健康产业数字化转型的内涵概括如下:健康产业数字化转型即通过挖掘数据价值、优化商业模式、整合外部资源、优化业务流程等路径提升健康产业价值创造能力,健康产业的价值形态也从向群众提供健康产品和服务本身的价值扩展到体验价值、信息价值和网络价值。一方面将健康产业价值链的"微笑曲线"两端向上提升,增大价值创造的幅度;另一方面将"微笑曲线"整体向上抬升,扩大健康产业价值创造空间。两方面共同作用,带动健康产业价值链全面提升。

对于健康产业来说,数字化转型在健康服务和健康制造环节体现形式有所不同。在健康服务环节,互联网、物联网、大数据、人工智能、5G等技术融入医疗服务、健康管理、健康教育、疾病咨询和康复护理,体现为互联网医疗、远程医疗、智慧医疗、智慧养老以及互联网医养等多种形式。在健康制造环节,云计算、大数据、物联网、互联网、人工智能等技术运用于药品及医疗器械研发、生产、销售和使用等方面,智能制造、数字化运营、云平台管理以及智慧物流等数字化转型成果应用于制造的全过程。

(二)江苏健康产业数字化转型实例

健康产业范围广,产业链条长,各个子行业各具特色,数字技术和数字经济在各子行业中促使产业数字化转型的方式、过程、结果有所不同。如医疗服务领域依靠5G技术实现远程医疗、医学救援、医院管理;健康管理领域依托区块链实现全流程健康数据共享,依托大数据进行传染性疾病的预防、控制及物资分配;医疗器械、医药制造与人工智能融合实现智慧生产、助力研发等。

1.智慧医疗与互联网医院领域

江苏自2014年年底启动智慧医疗建设,是全国最早的医疗大数据国家试点省份之一,作为国家"互联网+医疗健康"示范省,江苏在智慧医疗方面取得了一定成果。以南京为例,其智慧医疗连续多年处于全国前列,在卫生信息平台建设等多个方面形成了自己的特色。截至2022年底,南京预约挂号平台联通超过1万余个科室,已实现号源池统一管理,不仅惠及本地居民,而且辐射到周边多个城市近90家医院,居民可通过多渠道预约不同城市、不同医院的专家号。公众健康服务平台注册用户、健康南京App注册用户和卫生12320微信公众号注册用户均达到百万级别。此外,医疗一卡通在南京基本实现了全市覆盖,市民卡在140多家医疗机构内实现多项功能,并在13家医院和6个区上线"医疗一账通",实现区域内医疗费用统一支付、诊间结算。

自2019年8月第一批7家医院(江苏省中医院、江苏省第二中医院、江苏省肿瘤医院、南京医科大学第二附属医院、东南大学附属中大医院、连云港第一人民医院、连云港第二人民医院)获得互联网运营牌照上线运行以来,江苏省"互联网+医疗健康"快速发展。截至2022年4月,江苏已有139家医疗机构获批上线,备案注册医师25547人、护师3159人。江苏重视数字化医院和智慧健康基础设施建设,在《江苏省"十四五"卫生健康发展规划》中提出持续推进互联网医院规范化建设,每年新增20家以上互联网医院。

互联网医院提供的服务从基础的线下挂号、网上诊疗、就医导航、检验检查报告查询等,拓展到居民个人健康档案查询、家庭医生签约、母子电子健康手册、精准健康知识推送等健康管理服务。在疫情防控期间,互联网医院发挥其便捷、无接触的特点,在降低患者来往医院交叉感染、满足患者复诊购药、医保结算的需要方面发挥了重要作用。2022年前4个月,江苏互联网医院共提供在线复诊147792人次、在线咨询20409人次,开具在线处方169894张,充分发挥了便捷就医的作用,有效缓解了优质医疗资源紧缺的问题。

2.健康科技与医药研发领域

江苏智慧医疗设备生产企业和健康科技企业发展势头迅猛,出现了一批研发生产手术机器人、康复机器人、智能医学影像设备、AI辅助诊断系统等智能医疗设备的企业。如位于苏州的江苏医疗器械科技产业园中集聚了苏州康多机器人有限公司、苏州铸正机器人有限公司、鑫君特(苏州)医疗科技有限公司、医达极星医疗科技(苏州)有限公司以及微亚医疗科技(苏州)有限公司等一批优秀企业,分别在腔镜手术机器人系统、微创脊柱手术机器人、骨科手术机器人、穿刺手术导航设备和微创血管介入手术机器人等领域具有独特的优势。为促进健康科技研发进度,江苏医疗科技产业园还引进了江苏省医疗器械检验所苏州分所为相关企业提供检测便利,并于2016年6月建立手术机器人企业孵化平台——苏州协同创新医用机器人研究院。

在健康制造方面,人工智能、5G及互联网等技术引发江苏医药制造企业生产制造过程的巨大变革。恒瑞医药积极推动智能工厂建设,通过自动化改造、信息系统建设与集成、智能化应用三轮驱动智能化改造和数字化转型。截至2022年7月,恒瑞医药智能化生产设备、检测设备、机器人等占车间设备总数和生产智能化设备联网率均超过9成。在数字技术的帮助下,车间可减少超五分之一的人力资源。IBM与万邦集团宣布,万邦集团"三步走"的数字化转型项目第一阶段已成功上线,并取得显著效果,即实现了可视、可控、可复制的数字化1.0目标,并将按计划在未来进阶以实现数字化2.0的专业化和数字化3.0的智能化目标。扬子江药业集团从设备智能化改造、业务数字化转型、管理数据化变革三个维度发力,推行以新型传感器、智能控制系统、工业机器人、自动化联动设备为代表的智能制造模式,努力打造数智化标杆企业。各工厂在生产过程中引入SCADA、MES系统,与SAP系统一起,实现生产全过程的监控。通过自动化设备、智能化软件与集成化系统的深度融合,优化生产和运营流程。

作为医药研发行业头部企业,药明康德通过数字化运营,致力于建设基于区块链的"基因大数据库",连接制药和治病两个环节。在制药环节,通过IT创新,运用AI技术和CRDMO、CTDMO业务模式,降低研发门槛,改善流程,优化资源。在治病环节,打造数字化业务新模式,基于真实世界数据增加用户和使用场景,使制药与治病形成闭环,实现医疗研发新模式。药明康德还在数字化转型和数字化创新发力。2018到2021年,药明康德先后投资了7家AI赋能药物研发的公司。其中,数字化转型包括能够实现流程追踪和优化、资源调度和规划的赋能数字化运营、赋能数据达人和联邦式数据中台架构。在数字化创新方面,药明康德正致力于集成一个数字化的临床试验平台,用自动化、数字化和智能化的技术来管理实验室,保证数据的质量,助力药物研发。

3.健康管理及健康养老领域

健康管理是以预防和控制疾病发生为目的,以健康信息采集、健康检测、健康评估、个性化健康管理方案、健康干预等为手段,对个人或人群的健康危险因素进行全面管理的过程。数字技术赋能健康管理已经在江苏如火如荼地开展。

在健康体检环节,以泗阳"智慧体检"为例,泗阳通过"互联网+"创新建设"智慧体检"门户网站,通过与县域大数据融合,跟各医疗机构信息系统对接、与全民健康平台交互等措施,实现了网上名单提交去重、线上预约、报告开放、报表统计等功能,通过智能化转型升级,最终实现"数据多跑路、群众少跑腿"。2022年前9个月,泗阳"智慧体检"门户网站总计上报体检人数27.98万人次,去重后应体检人数23.31万人次,剔除重复体检人数4.67万人次,预计节约财政资金600余万元。

在慢病管理方面,数字技术已经深入慢病管理的各个环节。以昆山市第一人民医院的糖尿病管理为例,数字技术助力院内院外数据的互联互通,实现糖尿病院内院外一体化管理。在院内环节,医生通过精准高效的数字化管理工具,多学科合作共管患者血糖,打破"信息孤岛";在院外环节,帮助患者通过智能便捷的数字化管理工具,独立回传健康数据,反馈居家血糖自我管理情况,解决"信息隔断"问题,帮助医生根据回传数据提供随访建议和远程指导,提高患者自我管理效果和依从性。在数字技术的帮助下,为慢病患者提供一站式解决方案,实现患者全生命周期的数字化糖尿病管理。

在健康养老方面,江苏建立了养老服务信息化平台,截至2021年年底,已为14.4万入住机构老人和298万居家老人提供数字化养老服务支撑。南京爱普雷德电子科技有限公司等健康养老企业通过提供智慧服务系统、智慧硬件解决方案以及智能养老产品,助力智慧养老。爱普雷德智慧养老综合服务平台共有10大平台、28大智慧服务系统,面向政府、养老机构、居家养老中心、评估机构和老年人等不同对象,提供不同的集成解决方案。以面向老人家庭的平台为例,爱普雷德应用"互联网+"、大数据分析、智能硬件产品、物联网等数字技术,为老年人及其家庭提供全面的养老服务。

第二节 数字化转型对健康产业创新生态系统的作用机制

一、数字化转型下健康产业创新生态系统的重塑

(一)增加健康产业创新生态系统主体多元性

数字技术使得用户参与健康创新活动成为可能,数字化转型下创新生态系统主体范畴扩大,用户、社群已被纳入其中。借助各类App、社交媒体的推广,用户开始以更主动的身份参与健康服务和药物治疗当中,通过互联网渠道获得健康和药物知识,并提出自己对服务和诊疗的建议。为顺应这一趋势,健康产业创新生态系统中原有的创新主体开始通过数字化方式与用户进行互动。例如,医学问答机器人可以主动回答患者的相关问题,线上随访管理系统可以随时搜集患者的信息,智能小药盒可以提醒患者及时准确用药等。在此过程中获取的海量用户数据,在利用大数据分析技术进行清洗和挖掘后,能够在创新决策、技术创新等方面提供支持。由此,用户逐渐成为系统中新兴的创新主体。

与此同时,随着互联网、移动互联网工具和平台的广泛应用,各类社群互动爆发式发展。围绕企业、高校、研发机构、政府等原有创新主体形成的粉丝圈、社交圈等社群次生创新主体逐渐形成。创新主体与社群的

频繁互动在深刻改变协同创新范式的同时,也逐渐成为推动创新的另一新生力量。大型健康企业通过建立大量的社群化与社会化创新平台来整合来自全球市场的新知识和新理念,构建起一个包含社群的超大规模创新生态系统。在此过程中,健康产业创新生态系统的物种增多,种群扩大,创新活力也不断增强。

(二)拓展健康产业创新生态系统时空边界

健康产业传统线下协同创新活动的开展受到时间和空间的限制,创新效果有限。在数字化转型的推动下,数字技术打破了线下与线上的界限,实现系统中创新主体的虚实结合,引发了健康产业创新生态系统中协同创新活动的全面变革。一方面,数字技术催生数字化平台,支持创新生态系统对创新知识进行网络化、模块化创新,创新活动不再受到时间和空间的约束,创新效率显著提升。另一方面,传统的知识传播及资源配置存在瓶颈,可以在互联网环境中得以突破。在线上应用过程中,健康产业创新生态系统的创新开放度与共享度不断提升,创新活动不断拓展和延伸,线上协同创新正逐渐成为健康产业创新生态系统的重要活动。

(三)搭建健康产业创新生态系统活动新载体

在数字时代,数据是创新的要素,而平台则是创新生态系统发展的载体。对于健康产业创新生态系统而言,海量的健康数据已成为系统发展的重要资源,借助数据分析和挖掘,能够帮助系统完成科学、客观的创新决策,从而实现数据驱动的创新。而数字化平台是由具有信息集聚、交流、服务等功能的软件及各类"云"组成的软平台,为健康产业创新生态系统活动提供新的引擎和载体。平台起到融合作用,对系统内的各类创新主体、系统内外创新资源和要素进行有效整合。作为系统新的载体,平台不但可以改变健康产业创新生态系统内创新主体间的联结方式,而且在交互过程中影响系统创新主体间的相互作用方式,加速创新知识在创新主体间的传播与扩散。

二、数字化转型对健康产业创新生态系统不同维度的作用机制

从创新群落、创新资源和创新环境三个维度分析数字化转型对健康产业创新生态系统韧性的作用机制,见图5-4:

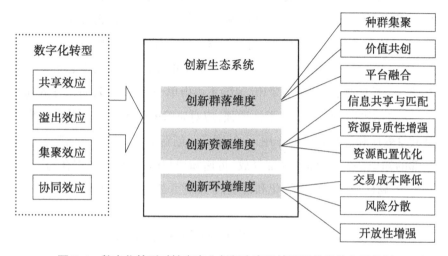

图5-4　数字化转型对健康产业创新生态系统不同维度的作用机制

对于创新群落,数字化转型的集聚效应吸引更多的创新主体加入并形成庞大的创新群落,推动了健康产业创新生态系统内同质和异质物种、种群相互聚集,群落规模扩大。在数字化转型产生的共享效应和溢出效应下,市场及创新需求信息更加透明,创新群落间能够更有针对性地进行创新活动,系统内各个主体有效地共同参与价值创造过程。数字化转型的共享效应和协同效应促进创新主体之间的深层互动,一方面有利于其开放式的创新平台的构建和迭代升级;另一方面有利于平台上的主体通过更多的创新进一步反哺平台,促成平台的融合。

对于创新资源,数字化转型的共享效应提高了信息传递的及时性和其获取的便利性,从而大大提高了健康产业创新生态系统中信息的丰富程度,加快了信息的共享,并在此过程中提高了供需双方的信息配适度。数字化转型的共享效应和集聚效应改变了资源物理层面对链接方式与链

接数量的限制,不仅增加了资源的数量,而且拓展了资源的种类,资源的异质性由此增强。在数字化转型协同效应的作用下,系统资源进行深度解构,同时根据创新各环节的需要,在更大范围内寻找最合适的主体开展合作,将资源优先配置到能够产生最大效益的环节,优化资源配置。

对于创新环境,数字化转型的共享效应和协同效应支持健康产业创新生态系统内保持信息畅达和资源顺畅流动,不仅能够降低系统内搜寻成本、议价成本等事前交易成本,而且能够降低监督成本、违约成本等事后交易成本。在数字化转型共享效应和集聚效应的作用下,创新生态系统内外部的交互性增强,链接更为紧密,风险不再由单个主体承担,而是分散到创新链网的不同主体间,系统柔性增强,应对风险的能力增强。在数字化转型共享效应和溢出效应的作用下,健康产业创新生态系统一方面吸收引进外部的知识,另一方面向外部释放、传递知识与信息,促成知识在跨部门、跨组织、跨区域的碰撞中孵化和繁殖,系统的开放性不断增强。

三、数字化转型对健康产业创新生态系统演进的驱动机制

(一)数字技术驱动

1.降低创新活动风险

健康产业创新生态系统的创新活动有成本高、周期长、成功率低的特点,风险性极高。在数字技术发展过程中,数据处理和分析能力不断增强,有助于提高创新的成功率。而3D打印、在线实时模拟仿真等新兴数字技术的应用,可以节约创新成本,提升创新效率。由此,系统创新风险降低,激励并驱动健康产业创新生态系统创新活动的开展。

同时,健康产业创新生态系统风险还来源于创新成果能否满足市场与用户需求。而在数字化转型的条件下,用户和社群已经逐渐成为创新生态系统的新兴主体。用户和社群参与产品设计、生产的过程,数字技术使得创新生态系统能够对数据进行采集和分析,从而系统中的创新决策

总是基于大样本甚至是总体而进行,能够更加契合市场需求,大大降低了系统风险,驱动健康产业创新生态系统的演进。

2.强化系统沟通协调

开放性、共享性是数字技术的重要特征,有助于健康产业创新生态系统破除创新主体之间的"信息孤岛",降低沟通与协调成本。用户和社群等新型创新主体逐渐成为系统中的重要力量,以用户价值为中心的创新社群推动信息在系统中加速流动和交互。另外,数字技术的模块性和交互性增进了创新主体之间的交流协作,提升了系统协调沟通效率。

系统的协调机制也随着数字技术发生改变。健康产业创新生态系统不再局限于单个组织及其创新价值的实现,而是强调多创新主体之间的协同与合作,在此过程中逐步形成创新网络以及开发共享的创新机制。这种非正式协调机制成为健康产业创新生态系统治理体系的重要组成部分,完善了系统的协调机制,进一步强化了系统的沟通与协调。

3.促进系统协同共生

数字技术促进健康产业创新生态系统主体内外部的协同共生。对系统不同主体内部而言,其组织内部进行数字化转型,在数字技术和智能化推动下技术更新迭代加快。在此过程中,组织内不同部分相互协同作用,推动组织内部业务转型、战略转型、结构重构。数字化推动主体在发展中发掘演化出新的能力,为匹配外界要求进行跨界发展。

数字技术打破创新资源的壁垒,使创新主体间的边界模糊化,加速各主体之间的互动,建立强连接。系统内主体通过协调内外部创新要素、创新主体之间的复杂关系等来推进创新过程。不同主体在系统的利益共享机制下协同发展,互利共生,变革了系统创新知识的扩散和积累方式,促进健康产业创新生态系统的有序运行。

(二)数字资源驱动

1.完善系统价值共创

数据作为要素的重要作用不断被挖掘,逐渐成为创新过程中最重要的资源。不同于传统组织实现战略及核心竞争力主要依靠自身资源和能力,在数字化时代,组织不再受限于自身的资源和能力,而是通过"连接"与"共生"在与外部共创的过程中实现价值。健康产业创新生态系统也在数字资源的驱动下形成开源合作创新,形成了以市场为主导,多种群、多主体价值共创的模式。

健康大数据资源丰富,健康产业创新生态系统中的主体挖掘数字信息,探索用户异质性需求和行为规律,有助于实现"精准预测"。这种基于用户数据驱动的创新,打破了用户与系统的边界,强调了用户与系统中其他主体的价值共创。数据资源驱动价值共创模式不断完善,有效地激发了健康产业创新生态系统的创新活力。

2.加速系统创新迭代

健康产业创新生态系统在进行数据资源获取和价值挖掘的过程中,系统中的创新知识不断扩散和积累。数据资源开放、共享的特征,促使系统中创新主体加快对创新知识的扩散与学习,一方面使得创新主体持续保持高效创新,另一方面缩短了创新主体获取创新知识的时间,加快了健康产业创新生态系统中创新的迭代速度。

由于数据资源具有开放与共享特征,健康产业创新生态系统中主体获得知识资源的速度加快,创新合作模式由简单线性发展为多层网状。此外,系统中用户和社群不再依赖于传统的创新生产者,转变为新型的、具有活力的创新主体。在此过程中,用户和社群的出现增加了创新生态系统创新知识的异质性和多样性,健康产业创新生态系统的演化和发展随之提速。

四、数字化转型对健康产业创新生态系统韧性的作用机制

数字化转型从上述三个维度对健康产业创新生态系统产生多方面作用,这些作用从不同角度对系统的缓冲性、多样性、流动性和进化性产生影响,继而分别转化为系统韧性中的防御力、应对力、恢复力和更新力,将影响传导至健康产业创新生态系统的韧性,见图5-5:

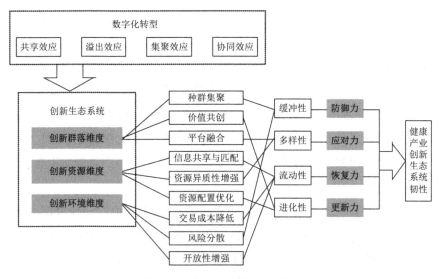

图5-5　数字化转型对健康产业创新生态系统韧性的作用传导

对创新生态系统而言,缓冲性来源于系统内部结构的复杂程度以及对系统环境中风险的化解能力。数字化转型一方面促进系统内部创新种群的集聚,整合形成复杂的内部结构;另一方面通过优化系统环境实现风险分散,提升健康产业创新生态系统环境的风险化解能力。在内外两方面作用的共同影响下,系统能够在遭遇冲击时自发产生一定的抵抗能力,不仅延缓系统功能水平下降的速度,而且缩小系统功能水平下降的幅度。由此,数字化转型增加了健康产业创新生态系统面对冲击时的缓冲性,提高了系统的防御能力。

创新生态系统的多样性即创新群落中主体及活动的多种类,是创新生态系统生存和继续进化的必要条件。具备多样性意味着系统拥有较强的冲击吸收能力和应对能力。数字化转型不仅能够增加资源的异质性,丰富系统物种、种群的种类,将冲击分散到不同的主体上,避免单一带来的脆弱性,提升系统对外界打击的应对能力,而且能够推动系统中平台的融合,形成多种具有吸收冲击负面影响能力的新组织,为系统应对风险提供足够的空间。

创新生态系统需要流动性来保障系统内部人才、物质及信息等要素的有效循环,当出现外界冲击时,通过要素的流动和循环来修复冲击造成的破坏。数字化转型对增加系统流动性具有积极作用。首先,数字化转型促成信息共享与匹配,帮助系统内主体间要素供需信息快速传递,奠定系统恢复的基础。其次,数字化转型有助于降低交易成本,打破要素流动的壁垒,使得遇到冲击时稀缺资源更容易从一个主体向另一个主体转移,形成系统恢复的条件。最后,数字化转型增强了系统开放性,知识、能力在不同种群间加速流动,催生更多创新可能,提高健康产业创新生态系统的恢复能力。

创新生态系统的进化性表现为系统通过自组织演化,适应外部变化,不断重构和更新,螺旋式上升。数字化转型带来创新资源的整合并促成创新群落的价值共创,形成新资源、新要素、新价值,并在系统的自适应过程中实现系统的重构和更新,最终实现健康产业创新生态系统整体水平的提升,通过进化获得更新。

本章小结

在数字时代背景下,江苏健康产业的发展面临新的机遇与挑战。在数字经济的影响下,江苏健康产业各子行业积极开展数字化转型,积累了有益经验。数字化转型对健康产业创新生态系统的主体、边界和载体产生影响,通过分析其对健康产业创新生态系统不同维度的作用机制、系统演进的驱动机制和系统韧性的作用机制,为江苏健康产业创新生态系统适应新时代要求提供思路。

第六章

国内外健康产业创新生态系统典型案例分析

国内外不乏健康产业创新生态系统发展良好的区域,如美国波士顿、瑞士苏黎世和上海张江等,分析这些典型案例的发展历程和运行模式,以"他山之玉"为江苏健康产业创新生态系统的发展提供借鉴。

第一节　美国波士顿健康产业创新生态系统案例

美国波士顿是世界最具创新力的十大创新城市之一，是美国东北部高等教育和医疗保健的中心，同时汇聚了近千家生物技术及健康产业相关公司，是美国生物医药界的圣地。健康产业成为波士顿第一大支柱产业，成为社会经济发展的"稳定器"和"催化剂"。政府、大学、风险资本、企业等创新主体以利益机制为纽带构建创新生态网络，由此形成协同共生的创新生态系统。

一、发展历程回顾

波士顿位于美国东北部，作为全美人口受教育程度最高的城市，波士顿是美国东北部高等教育和医疗保健的中心，区域内汇聚了麻省理工、哈佛等全球最顶尖的学术机构。自20世纪70年代开始，以麻省理工学院为代表的学术机构，在靠近校园的肯德尔广场地区建造研发中心，逐步吸引来自美国本土和其他国家的生物医药企业入驻，如健赞（现属法国赛诺菲）、诺华、辉瑞等，中国制药企业如药明康德和百济神州等也相继在此设立办公室。

21世纪初，波士顿所在的马萨诸塞州颁布了10亿美金的生命科学刺激法案，掀起了波士顿生物医药产业发展的又一波高潮。据不完全统计，波士顿地区拥有大约1000家与生物技术相关的公司。生物技术已经成为一个完整的生态系统，大型制药公司和年轻的初创企业之间共存共生。波士顿已经成为全球最具规模的生物医药创新区域。

二、创新生态系统运行模式分析

（一）研究型大学发挥关键作用，产学研高度结合

波士顿地区集聚了哈佛、麻省理工、波士顿大学等世界顶尖高校及科研机构。这些高水平的大学和科研机构不仅在产业集聚初期领衔了产业

创新社区的规划和开发,促成了健康产业创新生态系统的形成,而且为生物医药产业创新源源不断地输送大量人才,包括一批诺贝尔生理学或医学奖获得者,如发现核糖核酸(RNA)干扰机制的克雷格·梅洛、主攻细胞膜传输研究的兰迪·谢克曼等。

同时,研究型大学也提供了跨部门合作的机会,推动和促成了产业创新生态系统内不同类型主体的合作。例如,麻省理工学院 Hacking Medicine 每年都会将工程师、医生和设计师聚集在一起,促使他们在竞争中创造更为颠覆性的医疗保健和医药解决方案。Hacking Medicine 在美国和海外举办了70多场"黑客松",新开发了超过25家公司,并筹集了超过1.5亿美元的资金。高校和科研专家大幅提升了集聚区的创新能力,通过与企业的互动合作,形成完善的"Bed-Bench-Bed"研发模式,即"临床–实验室–临床"的医药研发模式,保证了产业集群的持续发展。

(二)风险投资推进集聚过程

在生物医药产业的集聚过程中,大量的创新技术不断涌现,但技术难以转换为产业。这是由于生物医药研发具有高投入、长周期、高风险的特点,单凭企业或高校的力量难以走到新药上市的阶段。这需要活跃的社会资本,即风险投资的介入。在旧金山湾区,斯坦福大学旁的沙山路汇聚了一批风险投资公司,包括红点风险投资、KPCB、红杉资本等。这些风险投资公司为以研发为主的生物医药企业带来了大量的资金,支撑科学家们从容地进行科学探索并实现成果转化。目前,全球生物医药企业最主流的发家模式仍是由大学和风险投资家共同创办,大学为企业提供智力支撑,风投机构提供资金支持。据统计,美国九大集群涵盖了全美75%以上的生物医药公司,平均获得的研究经费是其他都市圈的8倍,而涉及生物医药风险投资的研究经费高出其他都市圈30倍。

(三)龙头企业、创新企业协同发展

在生物医药产业集聚的过程中,龙头企业往往具有极强的带动作用,创新型企业则发挥推动作用。就商业化阶段的企业规模而言,龙头企业的规模通常为创新型企业的30至100倍。这种规模体量为地区产业集

聚吸纳了大量的资源,如高尖端人才及领先工艺等。在美国,各大生物医药产业园区通常都包含数个商业化十分成功的龙头企业,如旧金山湾区拥有Genentech和Chiron。前者是美国历史最悠久的生物技术公司,拥有大量专利,后者是全球第五大疫苗公司。这些龙头企业是产业集聚的灵魂,在集聚中充分发挥虹吸效应,吸引创新型企业在其周围集聚,形成较为完整的产业链。

在创造力上,创新型企业较大型企业灵活性更强,因此在成长性、创造性等方面具有显著的优势,对生物医药产业集聚贡献突出。一般来说,衡量产业集聚创新力强弱的主要依据是创新型企业的数量。在美国生物医药产业园区中,创新型企业呈现出高度集聚的态势。同时,许多生物医药行业的龙头企业着手从研发转向合同外包,即与一些创新型企业组成战略联盟,将研发的部分环节外包给研发实力强、创新活力优的公司,不断获取推动企业发展的新鲜血液。

在波士顿地区,龙头企业的主要收入来源依赖于对那些有重大创新突破的初创公司的收购。专利壁垒以及其他因素降低了大公司的获利能力,在生物技术初创公司中寻求成本较低的创新成果成为其新的获利模式。在这一点上,波士顿的产业集群模式给大公司与小公司之间的交流与整合提供了得天独厚的机会。地理上的优势也降低了世界一流的大型制药公司与以创新为主的小公司之间合作的成本。

三、波士顿健康产业创新生态系统经验借鉴

(一)政府提供长期政策支持,培育创新创业环境

政府的积极支持历来是新兴产业创新发展不可或缺的一个要素。波士顿的生物医药产业也不例外。政府的作用主要体现在为研究人员和产业推出新的激励机制以促进特定领域的创新与研发。主要的政策工具表现在两个方面:研究经费的支持和税收上的优惠。这两大政策工具在美国联邦政府和州政府层面都有运用。

在联邦政府层面,美国国立卫生研究院(NIH)提供的经费是波士顿生物医药取得骄人成绩的一个重要原因。NIH的研究经费是美国国内医疗医药产业最大的一个资金来源。NIH每年会投入320亿美元用于医学研究,80%的经费会以专用拨款的形式授予各个州2000多个研究机构,支持超过30万的研究人员。

在生物医药领域,大约10%的NIH经费会授予以波士顿为龙头的麻省。此外,通过NIH的直接参与,联邦政府对生物医药产业研发与创新上的支持还体现在另外两个方面:小型企业创新研究(Small Business Innovation Research)和小型公司科技转让(Small Business Technology Transfer)。2019年,包括NIH在内的美国卫生部门得到了11.5亿美元的财政预算。NIH SBIR计划为寻求将创新生物医学技术商业化的早期小型企业提供资金,并参与联邦政府的研究与开发。NIH STTR计划类似于NIH SBIR计划,但要求小型企业在第一阶段和第二阶段与研究机构进行正式合作。自1995年以来,波士顿研究机构已从NIH获得252亿美元资助,连续18年居全美之首。同时,联邦研究补助(NIH是其主要组成部分)对于波士顿教学研究型医院的投入由1996年的4.68亿美元增加到2003年的9.9亿美元,为波士顿研究型医院的发展提供了强有力的支持。

比起联邦政府对创新研发的财政支持,州政府对环波士顿地区生物医药产业近年来的发展更加功不可没。从20世纪80年代末开始,环波士顿地区的政府就开始大力扶持生命健康产业发展。2003年,全美获得联邦研究基金资助的前10位研究型医院,其中就有6家在环波士顿地区。大规模的研究投入,大大提高了医院产业集群的创新能力,也保证了其医学研究的领先地位。著名大学及医学院、研究型医院等机构的集聚,使波士顿成为全美获得NIH资助最多的地区。2008年,马萨诸塞州州政府启动了"马萨诸塞州生命科学计划"(The Massachusetts Life Science Initiative),并承诺在未来10年内对生命科学产业投入10亿美元,其中包括对本州研究人员2.5亿美元的拨款、5亿美元的基础设施投入,以及对生命科学公司2.5亿美元的税收优惠。

(二)大学提供创业教育并形成产业网络

大学通常肩负着区域经济使命,在创新生态系统发展的过程中发挥着重要作用。大学依托其新颖的科学理念、技术和科学培训、创业教育、先进设施形成聚集的力量,形成创新创业的重要驱动力。

环波士顿地区聚集了哈佛大学、麻省理工学院、塔夫茨大学、波士顿大学等40多所世界顶尖高校,还拥有全美著名的麻省总医院、哈佛大学医学院、新英格兰医学中心等优质临床医学资源,以及众多在生命科学、分子生物学、新材料及化学等相关研究领域引领世界的优势学科群和实验室。创建于1970年的哈佛大学-麻省理工健康科学与技术项目(Harvard-MIT Health Science and Technology, HST),将哈佛大学、麻省理工学院和波士顿的地方学院联合在一起,开展特色合作,综合科学、医学、工程学三方面优势教育资源,以解决人类健康问题。

在波士顿创新生态系统的构建过程中,麻省理工学院发挥了关键作用。作为全球最具创新创业精神的组织,其于1990年创立的MIT创业中心(后更名为"MIT马丁特拉斯特创业中心")使创新创业教育成为MIT的重点发展战略,为MIT的创新创业注入了新活力,使MIT的创业项目显著增长,社会影响力进一步提升。

(三)大型企业与创新企业间分工合作

大型企业在生态系统建设中,能在人才发展、公司风险资本、区域创新基础设施建设(如孵化空间、测试平台和实验室)等方面发挥强大作用,并通过收购有重大创新突破的初创公司以降低专利壁垒,提高获利能力。而创新驱动型企业代表了创新生态的前沿,引导产业发展的方向,提供或表达创新的实际需求。这些企业依托明确的科学见解、技术变革、新的商业模式和供应链优势,可以快速开拓市场,实现显著增长。两类企业间分工合作促进产业创新生态系统发展。

环波士顿地区基础研究和临床研究的丰富资源,吸引了世界级大制药公司纷纷在此创建研发中心。如诺华、辉瑞、赛诺菲、阿斯利康等大型制药企业都通过新建或并购的方式在环波士顿地区建成了各自的生物医药研发基地。大型制药企业丰厚的资金实力和超群的市场化能力,为基础创新成果最终的价值实现提供了众多机会和载体。

以致力于开发不同领域专有细胞疗法平台的小型初创公司SQZ为例,其于2015年与国际制药公司罗氏(Roche)形成战略合作关系,并共同建设合作平台,与罗氏一起将其开发的用于治疗肿瘤的抗原呈递细胞(APC)进行商业化。通过该合作,SQZ将获得高达1.25亿美元的预付款和2.5亿美元的收入,此外还将享受超过10亿美元的开发里程碑付款,以及获批药品的商业共享权。

基于美国深厚的知识产权、专利意识和创新传统,高校、科研院所、医院等科研机构创造的丰富研究成果和专利,成为迅速衍生众多生命科学初创公司的主要源泉。同时,还有大量的个人创业和医药企业衍生出来的创新型生命健康科技公司,使环波士顿地区成为全球生命科学初创公司最为活跃、富集的高地。

(四)中介机构为创新研究与转化提供支撑

早期的风险投资,代表着本地投资者对相关产业创新发展的信心,通常被研究机构作为衡量产业创新程度的唯一标准。生命科学研发具有长周期、高投入、高风险的特点。波士顿是美国第三大金融中心和全美最大的基金管理中心,金融与保险业占GDP比重超过15%。

从2006年到2019年,马萨诸塞州生物技术领域VC交易总值从46亿美元增长至172亿美元,年均增长率达到10%以上,占美国生物技术风险资本总额的比例基本保持在20%~30%水平。2018年,马萨诸塞州生物技术公司总共进行了18宗IPO,占所有美国生物技术IPO的31%。

同时,还有马萨诸塞州生物技术委员会等机构,专门为产业创新生态系统中的主体提供教育、职业培训、产业信息以及生物技术企业间贸易联系等中介服务。

第二节 瑞士苏黎世健康产业创新生态系统案例

作为欧洲最强大、最具创新力的生命科学基地,"人均生物技术专利世界前列、全球新药注册程序最快的国家之一、全球税率最低"等众多标签独属于瑞士。苏黎世地区以显著的创业活力与创新能力,理想的新药测试和销售市场,吸引着世界各地制药巨头、中小制药企业、风险投资机构与研究人员在此集聚,推动区域在生命科学等健康产业领域构建独特的全球吸引力,并形成良性内生循环。

一、发展历程回顾

瑞士生命科学领域包括生物技术、制药产业和医疗技术等细分领域,苏黎世地区聚焦罕见疾病和肿瘤领域,在抗体药物和个性化医疗方向上形成竞争优势。得益于拥有世界一流的学术机构与战略投资者、对企业友好的监管机构、领先的IP保护策略、为各类健康企业带来无可匹敌的市场优势等吸引力,该区域集聚了一批制药、生物技术和医疗技术领域的国际企业。作为世界金融中心,发达的金融体系为苏黎世的健康产业发展提供了坚实的资金保障。

二、创新生态系统运行模式分析

(一)独特的竞争优势吸引制药巨头与国际企业快速扩张与集聚

瑞士发展生命科学产业具备众多竞争优势,包括拥有充满活力的创业环境,能够链接全球网络的资源,高质量的生活和良好的工作条件,大批高素质人才,中立和政治稳定的国际国内环境等。诺华、罗氏、先正达等众多大型集团与蓝鸟生物公司、百济神州和因赛特等国际企业利用瑞士的竞争优势,实现快速扩张与发展。

根据《2021年瑞士风险投资报告》,瑞士生物科技初创企业在2020年增长31%以上。瑞士生物技术领域企业投资从2019年至2020年几乎增加了两倍,达到了34亿瑞士法郎。龙沙等公司持续加大投资也展示出瑞士生产满足全球需求的生物制药产品的潜力。例如,默克雪兰诺过去两年中在瑞士投资了超过4亿瑞士法郎的新产能;渤健公司在其位于卢特巴赫的工厂投资累计超过10亿瑞士法郎;龙沙将对在瓦莱州的Visp工厂扩大投资规模,该项目投资约6.5亿瑞士法郎,预计将于2024年完工,并创造300个新的就业岗位。

(二)在全球产业链中占有优势地位

瑞士生命科学领域包含多个细分领域,其中生物技术和制药产业涵盖了整个价值链,并拥有显著且不断增长的生产能力,这两大细分领域贡献了瑞士40%以上的出口,使得该产业成为瑞士国民经济的重要支柱。医疗技术公司在瑞士制造的产品有75%都出口至国外,占瑞士总出口额的5.2%。

据2022年瑞士生物技术报告,在过去十年中,流入瑞士生物技术中小企业的投资增长了近十倍。此外,瑞士生物技术和制药产业也已成为瑞士出口的主导力量,过去20年出口额几乎翻了三倍。2021年,瑞士生命科学行业(药品、维生素和诊断)出口总量达到创纪录的1090亿瑞士法郎,较2020年增长9%,占瑞士出口总额的42%。其中,包括单克隆抗体等在内的免疫药物出口增长尤为强劲,达到458亿瑞士法郎,较2020年增长23.7%。2021年,瑞士生物科技产业共有研发企业258家,供应商65家,产业年收入总额66.58亿瑞士法郎,较2020年增长36.7%,创历史新高。行业内企业在医药、化学和生物技术领域的研发总投资额达到25.59亿瑞士法郎,其中绝大多数用于COVID以外的适应症,例如免疫肿瘤学、神经学、微生物组与基于细胞再生等新兴领域。

（三）高强度研发投入推动科技成果高产出

2019年，总部设在瑞士并在生物医药行业协会注册的所有制药公司的研发总投资约为70亿瑞士法郎，这几乎是其在瑞士实现销售额的两倍。特别是罗氏和诺华在研发方面投入了大量资金。2021年，罗氏以148亿瑞士法郎的研发预算位居全球十大研发投入药企榜首，比2020年增长了14%，研发投入强度达23%。高研发投入促进高成果产出，瑞士专利申请数量持续全球排名靠前，生物技术是瑞士专利技术最集中的领域之一，其中瑞士诺华在商标注册中位居瑞士企业第一。近九年，瑞士始终是世界上人均生物技术专利数量最多的国家之一。

经过近20年的发展，苏黎世生物科技园成长为欧洲生命科技研究的领先园区，园区占地面积55000平方米，拥有初创企业、国际企业以及大学、研究院等各个产业主体。其中苏黎世大学、苏黎世联邦理工学院和苏黎世大学医院为园区提供了强劲的创新源头，众多大学研究人员在园区成立公司，并享受园区11层楼的实验室、CT- PET/ PET-MR中心、用于制造放射性药品的回旋加速器、苏黎世州药房的生产中心等基础设施服务，以及知识产权保护、税收优惠、风险投资和种子基金等政策服务。此外，促进知识和技术的转移，支持技术转让，包括推进学术界、初创企业和合作伙伴之间的交流和高级培训，也是该园区持续发展的关键因素。

三、苏黎世健康产业创新生态系统经验借鉴

（一）联邦政府大力支持为产业发展提供长期动力

1.持续实施战略计划

1992年，瑞士联邦政府启动了"生物技术优先发展计划""国家研究能力中心计划""风险实验室计划"等上千个战略项目，催生出数百家生物技术企业。2013年，瑞士联邦委员会批准了促进生物医学研究和技术发展的总体规划，旨在确保瑞士作为生物技术研究基地的长期吸引力。此外，政府启动医疗行业催化计划，旨在加速医疗行业初创企业的发展，并强化巴塞尔作为生命科技中心的作用。该计划得到了诺华风险基金、强生创新、辉瑞和罗氏等企业的支持。

2.构建完善的组织管理体系

瑞士成立多个针对生物技术领域的协调组织。1998年成立生物技术协会(ASBC),加强与其他欧洲生物技术组织的联系及与全球生物产业链的融合。2000年设立联邦生物技术协调中心,作为条例颁布、执照申请、社会团体活动的协调管理机构,并为生物技术企业提供必要的相关法规信息咨询服务,使监管流程更简约有效。此外,成立瑞士科技园和企业孵化器协会(SISP),作为瑞士唯一一家满足科技园和企业孵化需求并代表其利益的组织,该协会是瑞士创新和创业支持的核心,目前该协会已经帮助了2000多家企业创新创业。

3.多渠道提供政府资金支持

瑞士联邦政府每年通过国家科学基金会(SNSF)资助生物技术基础研究,每年投资超过10亿美元对生命科学相关的基础设施进行改造和建设。技术和创新委员会每年投入约6000万瑞士法郎,承担校企合作研发项目50%的支出,对生物技术新兴领域的成果应用转化进行支持。此外,瑞士政府通过国际合作来推动科学战略,科学家可以争取欧盟框架计划下的资金。2014年至2020年,瑞士的公司和大学在欧盟的第7研究框架计划内获得了1.724亿瑞士法郎的资助。

4.创造有利于产业发展的政策环境

在税收政策层面,在符合欧洲和国际经合组织条例的前提下,瑞士是全球税率最低的国家之一。联邦、州和市三个层级加起来的总税率和其他工业化国家相比非常低。在联邦层面,企业只需支付盈利部分的8.5%作为利得税,初创企业和落户瑞士的外国企业,可享有州一级长达10年的企业和资本税优惠。

(二)完善创新环境推动系统进一步促进协同创新

1.组建技术创新专业管理与协调机构

技术和创新委员会是瑞士的联邦创新促进机构,承担促进企业和高校之间的知识与技术转移工作。2013年,委员会实施知识与技术转移新战略,为中小企业与公共研究机构的创新合作提供高效的合作平台和长期的持续支持。2003年设立的瑞士技术转换协会，鼓励研究机构和私营企业间的技术转换。2004年设立瑞士创新促进委员会，推进知识和技术从大学到企业的转移和转化，对瑞士高度创新的潜力进行持续挖掘，目前已在瑞士、欧洲其他各国的合作者之间建立多领域合作。

2.完善的知识产权保护制度与高效的申请流程加速成果转化供给

2005年，联邦生物技术委员会提请修订《专利法》，保护高投入、高风险的生物技术专利发明，增强企业竞争力。为保护知识产权，企业只需按规定完成简单、快速的注册流程。瑞士联邦知识产权局为大中小企业、个人发明家、研究机构提供辅助专利检索，以及与专家当面交流的专利申请辅助咨询服务（授权、专利出售和战略合作关系），提升知识产权注册效率。

3.平台建设等促进成果转化实现

著名高校、高度专业化的中小型企业和实力雄厚的跨国集团在药械开发和研究方面构建紧密的合作网络。例如，全球医药巨头诺华和罗氏利用授权、专利出售和战略合作关系等方式与中小企业合作，开辟知识产权商业化的多种路径。高校和企业之间紧密合作，实现知识与技术的转让，确保生物技术领域研究工作的高度产业化。罗氏和诺华跟瑞士的巴塞尔和苏黎世大学以及苏黎世联邦理工学院共同构建了合作网络，以协调瑞士生命科学领域的教学和研究，包括四个研究中心和两条生产线。此外，重点园区设立技术转让办公室，鼓励学生或教师创业。例如，位于瑞士西部的专业服务机构SRI鼓励学生在洛桑联邦理工学院内部创建公司；BioAlps集群中许多成功的初创公司都是技术转让交易的结果。

（三）稳健的金融和资本市场构成充满活力的生态系统

作为欧洲最重要的金融中心之一及全球最重要的生命科学证交所，瑞士可以提供各种资金筹集渠道。除瑞士联邦政府的直接资金支持以外，瑞士生物制药企业还能通过风险投资、上市融资、银行融资等多种渠道获得融资。2020年是瑞士生物技术行业融资活动较好的一年，融资总额为34亿瑞士法郎。

瑞士证券交易所推动上市企业得以进入富有经验且资本雄厚的瑞士和国际投资人视野，并有机会获得大量流动资金。瑞士证券交易所作为欧洲最重要的证券交易所之一以及生物技术板块股票交易中心，能够为生物医药创新公司提供进入国际金融市场的机会，平均每年有40%的交易资金投入生命科学项目。2020年，瑞士生物制药公司通过上市交易获得了近27亿瑞士法郎的资金，包括ADC Therapeutics在纽约证券交易所的成功IPO，募集了约2.6亿瑞士法郎；CRISPR Therapeutics募集了超过9.4亿瑞士法郎；Idorsia募集了超过8.6亿瑞士法郎。

风险资本为不同发展阶段的生命科学企业提供资金支持。瑞士集聚了一大批风险投资机构以及天使投资人，为境内生命科学企业提供融资渠道。同时，国家层面也提供相应支持。瑞士联邦经济促进署可以在特别情况下提供风险资本；联邦政府支持通过《联邦风险资本公司法案》创立风险资本，并提供两种税收优惠政策，即合法的风险资本公司在成立时及任何后续的资本追加时对其资本免征证券发行税，对于以天使投资人身份协助新公司创立和发展的私人，如果用私人资产为公司的创立和发展获得次级贷款，则有权免交直接联邦税。此外，国家养老基金可以将其部分资金作为风险资本提供给瑞士生命科学领域的初创公司。在风险资本的推动下，2019年，风险投资公司为新成立的创新型企业投资了23亿瑞士法郎，其中约有6.24亿瑞士法郎投资于生物技术领域。2020年，这一数据增长至8.2亿瑞士法郎。

（四）与国际市场高度接轨吸引创新集聚

1.市场开放程度高

自由贸易协定为瑞士打开全球进出口市场提供了保障。在面向德国、法国、奥地利及英国出口的医药与化工产品方面，瑞士每年可因此节约1.925亿欧元。在双边投资保护条约方面，瑞士拥有世界上第三密集的网络体系，仅次于德国和中国。此外，由于瑞士的产品登记周期短，医疗设备和创新药物的市场准入度很低。

2.国际认可程度高

瑞士与欧盟、欧洲经济区、欧洲自由贸易联盟成员国及加拿大之间在多个行业实行质量检查的相互认可,为贸易往来节约了大量成本。仅医药领域方面,一年可为瑞士节约1.5亿至3亿瑞士法郎。在引入新的生物技术药物时,由于瑞士在国际上享有较高声誉,也成为各大医药企业战略测试市场的理想选择地。

3.出口风险有效保障

瑞士的出口风险保险为高风险出口业务提供了安全保障。2016年,化工、医药领域的保单和基本保险合约金额达到了12亿瑞士法郎。

4.针对性税收优惠较多

初创企业和落户瑞士的外国企业可获得州一级长达10年的企业和资本税全部或部分减免;下瓦尔登州通过"专利盒"对企业的知识产权收益实行税收减免,征收税率从原来的12.7%降至8.8%;瑞士用于化工和医药产品的增值税税率降低至2.5%。

此外,瑞士联邦政府已启动改革进程,根据经合组织正在开发的新国际标准调整公司税收政策。改革的一个重要内容是通过"专利盒"对研发领域实行税收减免,预计健康产业创新生态系统中的主体将从中受益。

第三节　上海张江健康产业创新生态系统案例

作为我国战略性新兴产业的重要聚集区之一,中国"药谷"张江承载着上海市推进科技创新和转型升级的目标追求,集聚了国家实验室、高校科研机构、新型创业孵化器和人才资源,汇聚了生物技术、制药、医疗器械、医疗服务等多个领域的国内外知名企业,目前已经形成从基础研究、产品研发、生产制造到销售与服务的生物医药全产业链,成为国内最密集的生物医药研发创新高地,并朝着"世界级生物医药产业集群"的目标蝶变前行。

一、发展历程回顾

1996年,科技部、上海市政府等五方共建张江"国家上海生物医药产业基地",上海药物所等一批科研机构落地,张江的生物医药创新历程就此起航。1999年时,上海市政府实施"聚焦张江"战略,张江药谷的核心地带开始启动建设。2000年开始,药明康德、睿智化学、美迪西、华大天源(辉源)等一批CRO公司在张江涌现,为新药研发的基础建设和人才培育奠定了坚实基础。2002年,在美国BIO大会首次亮相的张江代表团打响了张江的知名度,政策支持和生物医药专业孵化器建设带动了留学生落沪创业的热潮。2004年后,张江逐渐吸引了罗氏、诺华、阿斯利康等一批国际知名药企以及恒瑞、扬子江、翰森等本土企业,人才和企业集聚效应越发凸显。

近年来,药审制度改革,上海科创板开板,浦东生物医药立法,张江生物医药迈入多元融合、原始创新的新一代。强生、西门子、罗氏等一批开放创新中心相继启动,"顶尖科学家+专业资本"高起点创业,掀起开放创新的新浪潮。

截至2022年年底,张江药谷拥有生物医药创新主体1700家,公共服务平台100余家,重大基础设施和国家战略科技力量33家。张江药谷平台聚焦创新药研发、基因和细胞治疗以及高端医疗器械制造,累计孵化495个创新药物项目,其中40%是海归创业企业,累计毕业企业410多家,有14家在科创板或港股上市。

二、创新生态系统运行模式分析

(一)"双创"赋能,构建良好生态环境

1.企业服务创新

上海市科委、上海市药监局、浦东新区科委与张江集团公司围绕着中小企业在初创阶段人才、资金、设备、场地缺乏的现实问题,共同组建了国内最早的国家级生物医药孵化器和公共实验平台——张江药谷平台,解决创业者在药物实验场地、大型仪器设备以及早期发展基金等方面的迫切需求,推动了生物医药初创企业的发展。张江药谷公共服务平台作为高新技术产业发展中的重要载体,建立了生物医药产业公共服务配套体系。在新药审批方面,成立了上海康卫张江咨询服务有限公司,帮助企业减少新药申报的中间环节,降低企业各类成本;在成果转化方面,张江率先开启了"VC+IPC+CRO"的VIC新药孵化模式,各种公共服务平台提供了从共性技术、检测分析、集成软件、运营服务到创业苗圃、孵化器、加速器、产业集群的全产业链孵化服务,以优越的营商环境吸引更多优质项目落地。

目前,张江已建成从基础研发、药品筛选、药理评估、临床研究、中试放大、注册认证到量产上市的完整产业链,成为生物医药专业"孵化器最集聚、孵化形式最多元、孵化链条最健全"区域,形成"众创空间+孵化器+加速器+产业化基地"的孵化链,覆盖了近百个公共服务平台,贯穿生物医药企业发展的全生命周期。在生物医药高速发展的新时代,张江的公共服务平台围绕着产业新赛道、新方向,在合成生物学、现代中医药等领域不断细分,构建并推动产业生态不断蝶变优化。

表6-1　张江药谷主要公共服务平台类型及名称

平台功能类型	项目名称
基础及前沿研究	研究院、研究所、上海光源、国家蛋白质科学中心等
药物研发产业链	生物医药产业技术创新功能型平台、上海市科技公共服务平台等

续表

平台功能类型	项目名称
药物中试以及产业化	BI中试产业化基地、天慈国际、奥浦迈、和元生物等CDMO/CMO功能型平台
开放创新合作	罗氏创新中心、恒瑞创新中心、西门子医疗上海创新中心、中科院药物所转化平台、红杉资本人工智能孵化中心、IBM Watson Build人工智能创新中心、默克-张江AI医疗创新实验室等
产业载体	Vπ等投贷孵学平台,张江药谷、医学园、创新药基地、医械基地等产业基地

2.研发计划创新

作为生物医药产业高地,张江核心区规划面积达11.3平方千米,汇聚了中科院上海药物研究所、国家上海新药安全评价研究中心、中国医药工业研究总院等国家级科研机构;复旦大学药学院、上海科技大学、上海中医药大学等高水平研究型大学;新药研究、抗体药物、创新药物与制药工艺等国家重点实验室;李政道研究所、张江实验室、张江复旦国际创新中心、上海交通大学张江高等研究院、浙江大学上海高等研究院等顶尖研发机构。这些主体围绕着专业领域的重大需求,发挥着学科优势,进一步推动交叉前沿研究和原创性突破。

2021年,上海科技大学揭牌成立上海临床研究中心,长三角国家技术创新中心入驻张江,中国科技大学NK功能型平台基本建成,张江mRNA国际创新中心启动建设,李政道研究所实验楼、张江药物实验室、张江复旦国际创新中心、上海交通大学张江高等研究院、同济大学上海自主智能无人系统科学中心、浙江大学上海高等研究院等一批创新机构和平台建设加快推进。2022年,上海生物医学检测试剂工程技术研究中心和复旦张江——ATLATL联合创新转化中心落成,使得张江生物医药科技创新生态链更加完整。上海光源、蛋白质设施、上海超算中心等生物医药相关的国家重大科技基础设施、"国际人类表型组计划"等大科学计划使得张江的科研能级不断提升,为承接国家级重大平台和任务,寻求研发技术突破奠定了基础。

（二）空间赋能，促进企业融合协同

1.张江生物医学基地的空间格局

浦东新区以张江药谷地区为创新源头，张江医学园（张江细胞与基因产业园）、张江创新药产业基地、张江医疗器械产业基地、张江总部园、张江民营经济总部园为5个特色园，与迪赛诺老港基地、外高桥生物医药基地、金桥地区、世博地区4个园区共同构建起浦东生物医药"1+5+4"的发展格局，加快布局产业新方向。

2.上海生物医药发展的空间格局

以张江药谷为创新策源核心区，呈现"1+5+X"的空间布局。

"1个轴心"指的是张江生物医药创新引领核心区，突出研发特色，包括生物医药创新研发，打造高端制造产业链，实现"全球新、张江造"。

"5个依托"分别指的是：①临港新片区精准医疗先行示范区，主要包含精准药物、精准医疗器械、精准诊断、健康服务等领域；②东方美谷生命健康融合发展区，主要包含高端生物制品、原料药、现代中药以及美丽健康等领域；③金海岸现代制药绿色承载区，主要包含高附加值的原料药、制剂、高端医用材料和高端制药装备等领域；④北上海生物医药高端制造集聚区，主要包含生物医药高端制造、高端医疗器械装备生产、现代医药物流等领域；⑤闵行生物医药创新承载区，健康医疗与智能产业紧密融合，打造健康医疗服务及创新疗法。

此外，还包含"X个特色"，培育环同济医学院生命健康总部基地、南翔精准医学产业园、重固虹桥医疗器械科创园等"X"个特色产业载体，聚焦重点，突出特色，错位发展，促进生物医药细分领域加快"专精特新"发展，形成带动全市、辐射长三角的协同发展格局。

（三）政策赋能，加速创新成果转化

张江生物医药基地创新硕果的背后是上海市政府敢于改革的担当和张江制度创新的魄力。

《关于推进上海市生物医药研发与制造协同发展的若干举措》《浦东新区促进细胞和基因治疗产业发展行动方案（2023—2025）》《浦东新区加

强产医融合促进生物医药产业高质量发展的若干举措》《浦东新区创新药械产品推荐目录》《上海市浦东新区促进张江生物医药产业创新高地建设规定》等政策落地,保障了张江溢出成果的产业用地、优秀人才引进,强化规划引领、政策支持、资源供给与服务保障,设立了创新产品快速应用、优先应用机制。

上海市政府率先试点药品上市许可持有人制度、医疗器械注册人制度;建设全国首家知识产权保护中心,开启专利快速审查的"绿色通道";推动国家药品审评长三角分中心、国家医疗器械审评长三角分中心落地张江,实现新药、器械审评沟通"零距离";推动全国首个生物医药特殊物品进境联合监管试点等。目前已成功探索实施的制度创新,贯穿了新药研发、新药审评、新药产业化、特殊物品通关等产业发展的多个环节,涉及药监、海关、质检、知识产权等多项关键的先行先试举措,并且在其他省份得以成功复制推广,为国家在生物医药创新领域快速与国际接轨做了大量行之有效的探索,使得张江的创新动能加速集聚,创新成果加速转化,打响了"张江研发+上海制造"品牌。

三、张江生物医药产业创新生态系统经验借鉴

(一)储备高端人才,筑牢创新基石

人才作为科技发展及创新活力的源头,是张江生物医药产业长期发展的最大资源和财富。张江坚持人才引领的战略地位,致力于打造生物医药人才中心。根据《后疫情背景下张江科学城生物医药产业人才发展趋势报告2022》内容显示,截至2022年10月,张江在新药研发、工艺开发、质量管理、商业流通等环节集聚了一大批专业人才,生物医药从业人员超过8万人,张江生物医药从业人员占上海的五分之一。在产业发展背景下,人员规模整体持续扩大,呈现出学历高、海外人才占比高的特点。据不完全统计,张江生命科学相关领域拥有4000多位全球知名科学家,并拥有中国四分之一的生命科学与医学领域院士,多数学者拥有海外留学或工作经历。在人才发展方面,2022年张江医药企业人均培训费用预

算达7967元,46.7%的企业定期开展人才盘点,38%的企业定期开展任职资格评定和晋级,32.7%的企业开展潜质人才选拔。

(二)搭建合作平台,促进协同发展

搭建产学研开放合作平台,发挥高等院校在化学、材料学、生物学、医学等学科的优势,紧密围绕重大疾病临床诊治需求,以服务于具有自主知识产权、突破性疾病治疗的关键技术与诊断技术为导向,搭建产学研医创新团队,借助材料科学和生物医学技术的协同突破完成从技术到产品的最后一跃,跨越国内外中高端检测技术的沟壑,积极开展具有自主知识产权的高通量、超灵敏以及即时检测特性技术的研发,最终形成聚焦于生物医学检测试剂的特色工程技术研究中心。

从张江药谷总经理交流会、中国药业研发国际峰会(即张江主题会)、张江药谷发展论坛、张江生命科学系列沙龙,到张江生命科学国际创新峰会,张江药谷引领生命科学前沿领域在浦东汇聚交流,吸引全球优势资源在浦东汇聚合作,营造高端学术氛围,激发创新创业活力,共谋新发展,共话新未来。

(三)品牌集群发展,推动产业优化

张江药谷已发展成为产业园区发展标杆。2021年,上海市张江生物医药集群作为全国首个生物医药领域的集群入选第一批"国家队"。2022年,工信部正式公布45个国家先进制造业集群名单,其中就包括上海市张江生物医药集群。张江以其构建的3个全球创新网络——全球创新人才、全球创新合作、全球创新交易为基础,以源源不断的创新成果赋能行业,为全球共享,为中国生物医药的创新发展提供了"张江经验"。由张江集团与6家开放创新全球战略合作平台成员共同组建的生物医药开放创新全球战略合作平台,推动生物医药产业在全球开放创新趋势下的全业态发展,以创新链接全球,强化国际合作。

本章小结

美国波士顿、瑞士苏黎世和上海张江，这些区域在建设健康产业创新生态系统的过程中因地制宜，采取不同的策略和发展模式，建成了各具特色的创新生态系统，为健康产业发展创造了良好环境，取得了显著成果。这些成功的经验做法能够为江苏健康产业创新生态系统的发展带来启发，尤其是在政府赋能及不同主体协同合作等方面，提供了可以借鉴参考的经验。

第七章

江苏健康产业创新生态系统典型案例分析

　　江苏健康产业创新发展的过程中积极推进产业创新生态系统的构建与完善。在苏州、南京、泰州和连云港等健康产业集聚地区,创新生态系统进化相对领先。选择苏州工业园区和南京作为代表,分析其健康产业创新生态系统的发展模式与经验。

第一节　苏州工业园区健康产业创新生态系统案例

苏州工业园区地理位置优越,创新基础良好,自2005年将以生物医药为代表的健康产业列为主导产业之后,健康产业迅速发展,经过十多年的积累已成为园区的"一号产业",在健康产业创新发展方面形成了自身特色并在江苏乃至全国范围内具有一定的优势。

一、发展历程回顾

萌芽期(园区建立至2004年)。1994年园区建立后,在国家信用支持、海外资本推动和政府公司化运作的带动下,一批知名外资企业入驻园区。此阶段,以生物医药为代表的健康产业并非园区的主导产业,企业数量相对较少。企业之间通过知识转移进行跨国学习,外资企业的创新理念和营商理念也逐步得以扩散。随着健康产业领域企业增加,不同创新主体间互动交流深入,健康产业创新生态系统萌芽。

快速发展期(2005—2017年)。2005年,园区将生物医药列为重点发展产业。2006年,苏州生物医药产业园(以下简称BioBAY)开始建设,快速建成早期创新型生物医药项目的培育与孵化产业化基地,以生物医药为代表的健康产业在园区爆发式发展,形成了以生物医药和医疗器械为主,集新药创制、医疗器械、生物技术、纳米技术、服务外包和医药流通为一体的产业集群,产业创新系统快速发展。

跨越式发展期(2018年至今)。园区将生物医药产业作为引领未来发展的"一号产业",聚焦发展新药研发、高端医疗器械、生物技术及新型疗法三大重点领域。在数字经济快速发展的背景下,健康产业推进数字化转型。借上市新政之东风,一批企业在港股和国内科创板成功上市。园区健康产业及其创新生态系统规模、能力得到质的提升,实现跨越式发展。

二、系统发展成就

在创新主体方面，截至2022年年底园区集聚生物医药企业近2000家，独角兽（准）企业近50家，累计上市企业21家，40余家企业已进入上市梯队，上市入库培育企业超100家，生物医药领域集聚的创新型企业数量居全国第一。生物医药及高端医疗器械产业集群入选工信部先进制造业集群，苏州生物医药产业园获批国家小型微型企业创业创新示范基地。

在创新投入方面，园区生物医药企业每年吸引社会资本投资近200亿元，累计融资规模近1000亿元。富达基金、礼来亚洲基金、软银中国、药明康德等一批国内外知名的生物医药基金参与园区企业融资。

在创新成果方面，截至2022年年底累计获得国家生物一类新药临床批件562个，上市新药22个，纳入国家医保17个；二三类医疗器械注册证数1363个，获批上市创新医疗器械产品13款。生物医药领域一类新药临床批件数量、生物大分子药物总产能位于全国第一。

在创新资源方面，生物医药领域有国家级创业类顶尖人才136名，占全国同类人才约20%。聚集了一批世界一流团队，包括中外院士团队20个、国家级人才工程入选者80位、各级领军人才超1000名。园区的生物医药领域国家级重大人才数量位于全国第一。另外，西交利物浦大学、人大国际学院、新加坡国立大学苏州研究院、牛津大学等高等学校为园区提供了丰富的知识资源。

三、系统运行模式分析

（一）产学研协同，整合关键资源

园区汇聚了近3000家健康产业企业，在新药研发、高端医疗器械、生物技术及新型疗法三大重点领域汇聚了大批优秀企业。表7-1列举了园区健康产业领域部分上市公司：

表7-1　苏州工业园区健康产业领域部分上市公司

企业名称	主营业务	上市时间
信达生物	创新药物开发、生产与销售	2018年
基石药业	生物医药	2019年
亚盛医药	肿瘤等疾病治疗领域开发	2019年
博瑞医药	创新型制药	2019年
浩欧博	过敏及自免体外诊断试剂	2021年
亘喜生物	细胞基因疗法	2021年
百济神州	生物医药	2017年
康众医疗	医疗影像技术产品	2021年
再鼎医药	生物制药	2017年
贝康医疗	辅助生殖基因检测	2021年
天演药业	抗体产品线	2021年
艾隆科技	医疗物资智能化	2021年
纳微科技	生物制药分离纯化材料	2021年
润迈德医疗	手术机器人	2022年
天臣医疗	外科手术吻合器	2020年
麦迪科技	临床信息化建设	2016年
康宁杰瑞	生物医药	2019年
苏州富士莱	医药中间体、原料药以及保健品原料	2022年
沛嘉医疗	心脏支架	2020年
创胜生物	生物医药	2021年

资料来源：据互联网资料整理

园区内不但有新加坡国立大学、牛津大学、中科大、西交利物浦大学等中外知名院校，还集聚了中国医学科学院系统医学研究院苏州系统医学研究所等国家级科研院所。园区还建了十余个重大公共技术平台，涵盖孵化、加速、成长等企业全生命周期，为研发创新提速。2021年3月，以苏州市生物医药产业创新中心为主体，联合国内外顶尖科研院所、高等院校、研发机构和创新型企业，共同建设国家生物药技术创新中心，是我国生物医药领域首个获批的国家技术创新中心。

园区整合内部的公共技术服务平台，成立了全资子公司苏州百拓生物技术服务有限公司（BioTOP），为园区内的生物医药企业提供从分析检测、生物技术服务到试剂耗材采购、人员技术培训、生物材料国际物流平台的多种上游服务,致力于打造可持续发展的"孵化器+加速器+产业化基地"全生态产业链。这些平台、高校、科研院所的集聚,形成了高品质的创新空间、配套设施和服务环境,有效强化了产业深度协同发展。

为深化协同创新,园区通过搭建产学研医合作平台,举办大院大所合作发展大会系列活动等方式,为医院、药企、投资机构、科研院所等开展产学研医合作牵线搭桥,促进创新知识和信息交互,已经形成了良性循环的协同创新体系。还打造了包括中国生物技术创新大会、苏州国际生物医药产业博览会、医疗器械创新周等在内的一系列具有国际影响力的品牌展会,构建全链条产业发展生态。创新企业、创新技术、创新项目正在园区健康产业创新生态系统中陆续诞生和成长。

(二)开放创新,深化海内外合作

园区既是国家级经开区,又是国家级高新区,还有海关特殊监管区,叠加了开放创新综合试验区、自主创新示范区、自由贸易试验区等多项先行先试战略,从建立伊始就是中国改革开放和创新发展的重要试验田,发展过程中始终贯彻开放创新的理念,从初期借鉴国际创新经验到价值共创,互利共赢。

一方面,园区健康产业积极开展本土合作,与国内高水平高校及科研机构、知名企业之间开展合作创新,组建创新联盟。园区顺应长三角一体化发展、自贸区建设等国家重大战略的要求,在2021年成立长三角生物医药产业链联盟,着力打造世界级生物医药产业集群。通过与周边区域的协同和互补形成更为完整、更为强大的产业创新生态系统。

另一方面,健康产业领域国际交流与合作不断加强。海内外创新主体通过项目许可等新的方式合作,本土企业从跨国公司获得开发授权,跨国公司也将目光瞄准中国企业研发的新品,通过参股投资或海外商业化推广的运作方式,形成风险共担、利益共享的产业创新生态。园区作为全国开放程度较高的地区,发挥强大的开放优势,加强国际技术合作,主动并轨国际市场,引入世界一流高校和科研院所,建设国际合作创新平台。

同时,发挥政策对市场的激励引导作用,推动海内外知名高校院所、跨国公司、高端人才领衔的创新创业团队落户园区或与园区健康产业开展高层次合作。在海外创新密集区布局离岸创新中心,园区以此促进创新资源流动,开展柔性引才,完善离岸创新、本土创新联动模式。

(三)多方融资,充足的资本投入

生物医药产业创新成本高,创新风险大,充足的资金在创新过程中尤为重要。充足的资金投入不仅可以帮助创新主体在早期快速发展,奠定坚实基础,而且能够在创新主体后续融资和上市等方面持续提供帮助。

园区开拓多种渠道,加大资本投入。一是股权投资。作为苏州一号产业的健康产业,已成为股权投资机构支持的热点产业,2020年以来,生物产业股权投资机构持股比例接近4成。苏州私募股权投资基金数量、管理基金数及管理规模均稳步增长,处于江苏领先地位,出现了针对健康产业企业不同的发展阶段——种子期、成长期、成熟并购期的各类私募股权投资基金,BioBAY也已成为全球领先及国内知名的生物医药基金的关注焦点,园内企业总融资规模超过300亿元人民币。

二是政府资助。苏州通过注册产业化项目落地、领军企业申报先进技术研究院、设备引进改造、新生产模式应用、原创新药研发、医疗器械研制、仿制药通过评价、关键平台载体建设等环节设立单项数额百万计甚至千万计的政府资助基金,旨在促进这些关系到健康产业及其创新生态系统建设和发展的关键方面得以突破和高质量发展。

三是政府管理的投资机构。园区投资控股的元生创投、元禾控股以及苏州园丰资本管理有限公司为健康产业提供资金、管理、运作等方面的投后支持和服务。以园丰资本为例,受托管理100亿元的产业投资基金和20亿元的天使母基金,重点投向生物医药等战略性新兴产业,其中计划不低于50%的资金用于生物医药领域的投资。

园区以多种手段,解决以生物医药为代表的健康产业发展需求,融资能力不断强盛。我国在全球医药企业上市前融资排名前十的项目基本都来自园区,园区已初步形成利用全球资本推进产业创新的良好格局,成为系统创新转化的"助推器"和创新发展的"加速器"。

四、系统发展经验

(一)规划先行,优化布局

园区自1994年创立以来,一直坚持"先规划、后开发"的原则,科学合理的规划和"一张蓝图绘到底"的政策为健康产业及其创新生态系统发展奠定了基础。

借鉴新加坡工业园区的发展经验,园区从发展初期就选择吸纳高端要素,越过低端劳动密集型的加工贸易阶段,挑战了产业分工的"雁型模式"。BioBAY规划时延续了上述战略,一方面着力引进世界500强企业、跨国公司(地区)总部以及研发中心;另一方面大力引进和培育本土创新型企业、知名高校和科研院所,集聚了健康产业优质的创新要素和创新资源。如今园区内各种创新要素集聚和创新成果涌现,与具有前瞻性的规划密不可分,可以说科学规划为园区健康产业及其创新生态系统的发展定下基调。

2005年起园区进入新型工业化阶段,大批产品技术含量较高的外资企业进区发展,带动了以跨国公司配套为主的民营企业的壮大成长,园区在产业结构方面做出调整,提出加快科技新兴产业发展,将以生物医药为代表的健康产业设立为主导产业之一。随后,系列政策围绕规划有序出台,接续递进:2011年《关于促进生物医药产业发展的工作意见》,着力提升产业创新能力;2020年《全力打造苏州市生物医药及健康产业地标实施方案(2020—2030)》提出打造世界级生物医药产业地标,建成国际知名、国内最具影响力的"中国药谷"。

BioBAY建设规划八期工程,围绕"南药北械"布局产业集群建设,部分已投入使用:一期为早期创新型生物医药项目的培育与孵化;二期主要定位为高端生物医药产业化基地;三期定位为高端生物医药项目定制化厂房与产业化基地;四期至七期,分别定位为新兴技术平台产业化基地、生物制药及高端医疗器械生产厂房、医疗器械产业园、创新生物医药、高端医疗器械产业化基地；八期定位为国家生物药技术创新总部。合理、清晰的规划与布局为健康产业及其创新生态系统未来发展绘制了蓝图，预留了空间，有助于产业及系统的可持续发展。

（二）数字推动，智慧创新

苏州数字经济发展水平位于全国前列，2021年颁布了《关于推进制造业智能化改造和数字化转型的若干措施》，还制定了"12345"数字化转型推进策略。园区颁布《制造业智能化改造数字化转型2023年实施方案》，以创建国家"5G+工业互联网"融合应用先导区为目标，实施"十大行动"，推动制造业转型升级。园区数字经济核心产业增加值占GDP比重达24.6%，规模以上工业企业智能化改造、数字化转型在全市率先实现全覆盖。拥有全球"灯塔工厂"3家，占江苏的三分之一，智能工厂、智能车间量级也位居江苏前列。良好的数字经济环境为健康产业智慧发展提供了良好的条件。

园区健康产业主体顺应制造业推行智能化改造和数字化转型的要求，推动数实融合，成果不断涌现。以药企盛迪亚公司为例，在工业互联网、数字建模等先进技术的助力下升级自动化生产系统，在提升生产效果的同时降低了制造成本。还有强生医疗获评全球"灯塔工厂"，信达生物、林华医疗、碧迪医疗获评省级智能车间。数字技术、数字要素的应用帮助健康产业提升效率，自主创新，获得新的发展动力。

2022年颁布的《苏州市生物医药产业创新集群建设实施方案》，将BT（生物技术）+IT（信息技术）列为产业创新集群建设的八大重点领域之一，提出要重点推进人工智能、大数据、云计算等信息技术在生物医药产业各阶段的深度应用。并针对研发中后期、产业化阶段、流通阶段和服务阶段等不同阶段的创新特点，提出不同的具体举措，分步推进数字技术与生物技术跨界融合创新，促进数字技术赋能全产业链。

园区不断探索人工智能与生物医药融合发展新路径，搭建数据智能和网络协同的健康领域一流研发生产生态圈。园区在2023年建成IT+BT融合创新中心，已有19个重点项目入驻，累计获得融资10亿元。还在全国范围内遴选专业服务商,为生物医药企业提供智能制造深度诊断与咨询,推动健康产业创新集群向数字化、智能化加速迈进。

(三)政策保障,全面托底

政府在健康产业及其创新生态系统的打造过程中起到了重要的引导作用,通过有针对性的政策和全方位的服务为产业提供了保障。苏州先后出台针对生物医药等健康产业的系列政策文件,对产业的目标定位、重点发展方向、实施路径等进行了详细的界定和规划,并为健康产业的发展提供了明确且具体化的发展方向。表7-2列出了2019年以来苏州颁布的健康产业相关政策文件:

表7-2 2019年以来苏州颁布的健康产业相关政策文件

文件	文号	核心内容
《关于加快推进苏州市生物医药产业高质量发展的若干措施》	苏府办〔2019〕69号	以科技为引领,以创新为驱动,全面高效推动苏州市生物医药产业高质量发展
《全力打造苏州生物医药及健康产业地标实施方案(2020—2030年)》	苏委发〔2020〕15号	苏州工业园区作为"做强两核"中的一核,大力发展创新药物、生物技术及新兴疗法和医疗器械三大产业集群
《苏州市生物医药及健康产业强链补链三年行动计划(2021—2023)》	苏委办发〔2021〕14号	实施全产业链战略,坚持研发、转化、制造、市场并重,全力打造国际知名和国内最有竞争力、最有影响力的生物医药产业地标
《关于加快推进苏州市生物医药产业集聚发展的指导意见》	苏府〔2022〕33号	构建高效能创新网络,建成产业链最完整、国内获批产品最多、研发合作模式最新的生物医药产业集聚区
《关于支持建设苏州生物医药及高端医疗器械国家先进制造业集群的政策措施》	苏府办〔2022〕261号	积极抢抓苏州生物医药及高端医疗器械集群入围国家先进制造业集群契机,上下联动,加快推进数字经济时代苏州生物医药产业创新集群建设

资料来源:据互联网资料整理

政策之间互相补位,形成"金字塔"结构。"塔尖"进行顶层设计,确定发展世界一流生物医药产业集群,决定产业发展的高度;"塔身"提出推进产业发展的路径和重大任务,关系到产业发展稳度;"塔基"提出产业发展所需的人才、资金等资源保障措施,决定产业发展深度。

同时,政策关注健康产业创新的关键问题,注重阶段性和时效性。以人才政策为例,2007年起园区启动实施科技领军人才计划,生物医药产业由此"从零起跑"。此后又相继出台"人才新政30条""生物医药产业专项人才政策""金鸡湖人才计划"等系列政策,力图构建具有竞争力的人才制度体系和人才创新创业环境,为健康产业创新生态系统提供一流的人才资源。

除了制定系列政策,政府还提供全方位的服务,为健康产业的创新营造良好的环境。针对创新主体不同创新阶段打造支撑平台,提供服务,如孵化期有化学分析平台、抗体服务平台、生物制品国际物流平台;加速期有生物药中试平台、高端化药制剂cGMP中试平台;成长期有苏州工业园区药物管理中心、国家中药标准及检测平台、医学检验所平台、仿制药一致性评价平台、生物药制剂及包材标准平台、微生物发酵平台等。园区建立了生物医药产业综合服务中心,向健康产业创新主体提供政务类、服务类、培训类、机构类四大专项服务,一站式解决企业在特殊物品风险评价、产品审评审批、实验动物许可、金融资本对接、知识产权运用保护等方面的专业服务需求;通过为健康产业创新主体提供全生命周期、全方位的服务,打造了健康产业创新生态系统良好的环境。

第二节　南京健康产业创新生态系统案例

历史上南京就有尊医重药的深厚底蕴,南北朝的陶弘景、葛洪等名医活跃在南京地区,明代李时珍在南京编写中药巨著《本草纲目》。如今,南京医疗资源、科教资源和人才资源丰富,是长三角地区重要的生物医药基地,健康产业拥有良好的产业基础。

一、发展历程回顾

自21世纪以来,南京开始布局生物医药等健康产业。2011年,南京生物医药谷和位于江宁的生命科技小镇先后开始建设,健康产业发展进入快车道,在医疗药品、医疗诊治、医疗器械、医疗信息、医疗养老、医疗体育等领域全面发力。

截至2022年年底,南京共有健康产业领域企业近15000家,其中规上企业近700家,瞪羚企业46家,专精特新"小巨人"企业26家,独角兽企业5家,投融资金额近300亿元,营业收入超3000亿元,已形成中药材种植、原料药生产、化学制药、生物制药、中药、研发服务外包、医疗器械全产业体系,初步建成研发、孵化、中试、生产、流通等生物医药产业链。

在健康产业快速发展的过程中,健康领域的创新也由企业内部的自主研发、独立创新发展为产、学、研多主体合作研发,共同创新。在此过程中,各类创新资源、要素和主体逐渐集聚,南京健康产业创新生态系统初步建成,创新成果显著。

在创新能力方面,截至2023年3月,专利数超过12000个,新药上市12个,国产医疗器械上市近2000个,仿制药通过一致性评价数量300余个。抗肿瘤药物、心脑血管药物、自身免疫性疾病药物、基因技术和细胞治疗等领域在全国具有领先优势。如金斯瑞生物科技有限公司已成为全球最大的基因合成制造商,其基因技术产品占据世界市场份额约四分之一。

在综合能力方面,在《2022中国生物医药产业园区竞争力评价及分析报告》发布的"2021年国家生物医药产业园区综合竞争力前50强"中,南京生物医药谷和南京江宁高新技术产业开发区分列第13和17名;在"2021年国家生物医药产业园区合作竞争力前10强"中,南京生物医药谷位列第10。

二、创新生态系统运行模式分析

(一)"名校+名院+名企"多主体联动

在高等院校主体方面,作为教育强省的省会,南京优质高等教育资源丰富,不仅有南京医科大学、中国药科大学、南京中医药大学等专业院校,还拥有南京大学、东南大学等20余所开设医药健康相关专业的重点高校,为南京健康产业创新生态系统提供丰富的人才资源和基础研究资源。

在医院主体方面,南京医疗资源丰富,名院名医大量汇聚,多个医疗领域享誉国内外,医疗服务辐射长三角乃至全国。目前,南京有各类医疗卫生机构3000余家、三甲医院30多家、病床近6万张,拥有江苏省人民医院、南京大学医学院附属鼓楼医院、东南大学附属中大医院和中国人民解放军东部战区总医院等4家中国百强医院,为健康产业创新提供了丰富的临床资源。

在科研院所和研究机构主体方面,南京汇聚了包括南京大学医药生物技术全国重点实验室、转化医学与创新药物国家重点实验室等7家健康领域国家级实验室和工程中心。"十三五"以来,南京实施创新驱动"121"战略,高标准组建40多家相关领域新型研发机构和80多个省级生物医药平台。

在创新中介机构方面,南京建立了包括国家健康医疗大数据中心在内的基础服务平台、南京高新生物医药公共服务平台在内的公共服务平台、江苏生命科技创新园中试技术服务平台在内的公共技术服务平台以及包括省创(栖霞)孵化基地在内的产业孵化服务平台,为创新成果产出、转化提供了便利。

在企业主体方面,南京在健康产业链条的各个环节都涌现出优秀企业,如原料药、中间体领域的南大药业、药石药物等;生物药领域的健友生化、传奇生物等;化学药行业的先声药业、金陵药业等;中药领域的海昌中药、鹿江中药等;医疗器械方面的微创医疗、诺尔曼等;CRO领域的金斯瑞、优睿医药等；医药流通领域的南京医药、长江医药等。表7-3列举了南京健康产业部分上市企业情况：

表7-3 南京健康产业部分上市企业情况

企业名称	主营业务	上市时间
南京医药	医药批发和医药零售、医药流通	1996年
金陵药业	药品、医疗器械制造和医康养护服务	1999年
海辰药业	化学药品研发、生产和销售	2017年
健友股份	药品研发、生产和销售	2017年
先声药业	药品研发、生产和销售	2020年
金斯瑞	生命科学服务及产品、工业合成生物产品、生物药CDMO及细胞治疗	2015年
诺唯赞	生物科学技术研发和产品开发	2021年
华韩股份	医疗服务、皮肤美学、生命健康和医学研究	2013年
药康生物	实验动物小鼠模型的研发、生产、销售及相关技术服务	2022年
前沿生物	创新药研究、开发、生产和销售	2020年
药石科技	创新型化学产品和服务	2017年
南微医学	微创医疗器械研发、制造和销售	2019年
天纵生物	生物组织工程材料和微创诊疗	2015年

资料来源：据互联网资料整理

南京健康产业创新生态系统集聚了大量各类型的优秀主体，主体之间共生共创，提高了系统的活力，促进系统不断演化。

（二）"一谷一镇三园"多区域协同

在空间布局上，南京健康产业建立了"一谷一镇三园"的格局，各区域在发展目标和主导产业方面相互呼应，形成初步协同。

"一谷"为位于江北新区的南京生物医药谷。医药谷依托国家重大新药创制、重大科技成果转移试点示范基地，发展目标为打造南京生物医药产业基地和高端生物医药研发区。重点发展的领域包括基因产业、免疫细胞治疗、CAR-T细胞治疗、生物制药、医药研发、医疗器械等。

"一镇"为位于南京市江宁高新区的南京生命科技小镇，以生命科技产业为主导产业，目标是打造具有国际知名度的中国基因谷。小镇规划面积3.19平方千米,内部包括以小试和研发为主的生命科技小镇、以中试放大为主的生命科学加速带和以办公研发为主的生物医药创新转化聚集区。

"三园"分别是位于栖霞高新区的生命科技创新园、位于高淳区的高淳医疗健康产业园和位于江北新区南京化学原料药产业园。三个园区分别定位于生态化科技型生命科技产业集聚区、区域医药产业发展的核心载体以及原料药产业集中区。

另外,在玄武区还有医疗信息化服务的集聚区,区域内布局数字经济,重点培育数字健康管理、数字健康平台、数字医药、数字诊疗、数字企业服务等行业,推动传统医疗行业向医疗信息化、互联网医疗、数字医疗服务等新业态和新模式升级。

各个区域在发展方向和主导领域方面有所交叉,有利于对创新资源和创新要素的共享和集约利用。同时,各区域之间又存在一定差异,能在一定程度上形成互补,有利于增加南京健康产业创新生态系统的多样性,促进系统协同发展。

(三)多平台有力支撑

南京在健康产业领域已经集聚了一批功能完善、特色明显、服务专业且成果丰富的创新平台和产业服务平台,提供全链条规模化、高质量的孵化与技术服务。截至2021年3月,南京拥有健康产业公共技术服务平台31家,其基本情况如表7-4所示:

表7-4　南京健康产业公共技术服务平台情况

分类标准	具体情况(单位:家)
平台级别	国家级(2)、省级(22)、市级(7)
所在区域	江北新区(6)、江宁区(8)、其他(17)
细分领域	综合性(12)、化学药(8)、生物制品(3)、现代中药(3)、医疗器械(2)、功能食品(3)
投资主体	政府(4)、企业(13)、医疗机构(6)、高校(8)

资料来源:据互联网资料整理

平台在系统创新过程中起到了重要的支撑作用,2020年公共技术服务平台设备平均开机率达到85%,服务总收入达到48亿元,为各类主体提供了从药物基础理论研究、临床前药效药性筛选、药物分析与新制剂、临床试验到药品生产,再到市场流通的全生命周期的公共技术服务。以江北新区生物医药公共服务平台为例,提供专业的分析检测、研发服务、成果转化、人才培训、科技信息、创业孵化等"一站式"公共技术服务,助力医药谷"基因之城"建设。图7-1为江北新区生物医药公共服务平台及健康产业体系情况:

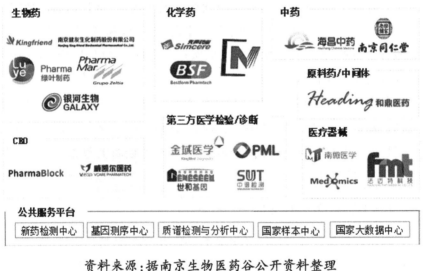

资料来源:据南京生物医药谷公开资料整理

图7-1 江北新区生物医药公共服务平台及健康产业体系情况

平台建设成果初现,已建成国家级平台7个,包括国家健康医疗大数据(东部)中心、国家遗传工程小鼠资源库等基础服务平台,南京高新生物医药公共服务平台,以及江苏生命科技创新园中试技术服务平台、南京创新药物临床前毒理研究公共技术服务平台、江苏省理化测试中心、南京师范大学分析测试中心等公共技术服务平台,在部分领域达到领先水平。以南京生物医药谷为例,其公共服务平台拥有全球最先进的高通量测序仪,测序规模及通量能力全球领先;药物临床前毒理研究公共技术平台在细胞治疗、基因治疗等领域的临床前评价处于国内领先地位。

大批高质量平台的建设和应用,帮助南京健康产业生态系统整合各类创新资源,提升资源配置效率,为系统优化和发展提供了有力支撑。

三、系统发展经验

(一)人才先行,提升创新活力

人才是健康产业发展最稀缺的资源,也是健康产业创新生态系统最宝贵的要素。南京重视健康领域人才的引进和培养,先后颁布多项旨在引才育才的政策,如"创业南京"英才计划、"345"海外高层次人才引进计划、"企业专家工作室建设"等重点人才工程。在《南京市生物经济发展三年行动计划(2021—2023年)》中,将建设生物健康领域人才高地列为重点任务之一。

一方面制定激励支持高层次人才创新创业的"八项举措",吸引全球顶尖科学家、行业领军人才和经营管理人才落户南京,对健康产业领域高端人才给予安居保障、企业引才奖励、子女入学等综合扶持。另一方面依托在宁高校,支持在宁高校医药健康相关专业学科的发展,在中国药科大学、南京医科大学、南京大学、东南大学等优势专业院校建立南京生物医药产业学院,建立定向培养机制,共建人才实训基地。同时,针对生物医药工艺开发、生物信息、医疗人工智能、医疗大数据等急需的高级技能人才和复合型技能人才,提前做好战略性人才储备。目前,有20余所高校开设医疗健康相关专业,是全国基础人才培养数量最多的城市之一。

以生物医药谷为例,园区贯彻招才引智战略,建立多元化人才体系,着力对重点领域的"高精尖缺"人才进行培育和招引。吸引了以中国科学院院士程和平领衔的北京大学分子医学南京转化研究院团队为代表的高科技人才入驻。已与10位两院院士团队在脑科学、核医学、细胞治疗领域开展科研成果转化合作,累计培育和引进国家高层次人才29名、科技部"创新人才推进计划"1名、江苏省"双创计划"人才37名、南京市"345"海外高层次人才4名。

南京秉持人才就是"第一资源"的理念,营造人才创新创业的浓厚氛围,打造的健康产业人才高地为产业勇攀高峰、高质量发展注入创新活力,也为南京健康产业创新生态系统发展增添了创新动力。

(二)"六医"融合,完善创新链条

健康产业链核心层被称为"六医",即医药、医疗、医工(医疗器械)、医信(医疗信息)、医养(康复养老)和医体(体育健康)六个方面。南京在多项政策文件中提出加快构建"医药、医疗、医工、医信、医养、医体"融合发展体系。表7-5展示了2020年1—9月南京在上述领域的规上企业数和营业收入。

表7-5 2020年1—9月南京健康产业规上企业情况

类型	数量(个)	营业收入(亿元)
医工	83	77.36
医药	421	820.82
医信	30	18.01
医体	41	18.7
医养	8	1.9
医疗	3354	399.66

资料来源:南京市统计局发布的2020年三季度新医药和生命健康产业链统计数据

"六医"融合首先是先进制造业和现代服务业深度融合。健康产业中的医药制造、医疗器械生产属于先进制造业,而医疗信息服务、健康养老、健康管理等则属于现代服务业。南京搭建研发设计、检验检测、物流供应、数字赋能、品牌推广等公共服务平台,促进产业链及供应链高效整合,要素加快集聚,服务精准对接,不断优化营商环境,连续两年获得国家营商环境评价"标杆城市"称号,有效加强了创新要素保障。

"六医"融合还是健康产业与数字技术、信息产业的深度融合。江苏将数字要素、数字技术作为健康产业提质增效、实现高质量发展的新动能。着力加快健康产业的数字化转型,推动人工智能、数字技术在包括医药研发、医学诊断、医用器械等健康领域的深度应用。鼓励医疗、研发、生产等各个环节与数字技术融合,如医药和诊断产品生产企业拓展外包服务和第三方医学诊断,医疗设备生产企业提供一体化阅片、远程会诊、智能化手术室等整体解决方案。

　　"六医"融合也是健康产业内部各子行业之间的融合。以医养结合为例，南京积极推动医养结合，打造高端康养综合体，开展健康管理、运动康复、精准照护等增值服务，增加服务内容，扩大服务范围，探索"签约"模式、"养办医"模式、"医办养"模式、"一站式"模式、"双进"模式以及"互联网+"模式等多种模式，"医养结合服务圈"入选"全国典型经验"。

　　通过"六医"融合的持续推进，健康产业创新生态系统在与内外部资源、知识、要素的互动中不断提升自身能力，系统得以进化。

（三）政府发力，优化创新环境

　　南京市先后出台了一系列政策，包括《打造新医药与生命健康产业地标行动计划》《南京市新医药与生命健康产业链2021年推进行动方案》《生命健康科技创新行动计划》《关于进一步促进南京药品进口口岸发展的工作方案》《南京市生物医药创新产品推广应用实施办法（试行）》《南京市打造新医药与生命健康产业地标行动计划》《南京生物医药产业"十四五"规划》等。

　　各项政策从设立科技创新平台专项、推动科技成果和新型研发机构落地、培育创新型领军企业、建设一流科技产业园区、打造国际化创新创业人才高地、健全科技金融服务和财政支持体系、营造开放包容的优良环境等全方位加大对健康产业的政策支持力度，打造南京产业地标。

　　2020年，南京市从顶层设计切入，深入实施包括健康产业在内的八大产业链"链长制"，其中健康产业链由市主要领导挂帅出任"链长"，定期对产业链发展情况进行研究、协调，解决产业发展过程中出现的具体问题。

　　南京市政府通过政策供给、要素保障和环境营造的"组合拳"，当资源整合者、成果转化促和者与服务平台供给者，优化系统创新环境，为推动南京健康产业创新生态系统发展提供保障。

本章小结

　　以苏州工业园区和南京为代表，江苏在健康产业创新发展的过程中，结合自身的发展基础和特色,采用不同模式构建符合自身需求的健康产业创新生态系统,取得了一定的发展成绩。但与国际先进的健康产业创新生态系统相比,其在系统规模、系统能力、系统活跃度及成果方面还存在一定的差距,需要继续探索适合自身发展的路径,采取系列措施,推动江苏健康产业创新生态系统向更高水平演化。

第八章

江苏健康产业创新生态系统优化路径与对策

　　江苏健康产业创新生态系统发展已取得一些成绩，但仍有需要改进之处。为促进系统良性发展，分别从系统主体和系统运行的不同角度提出系统优化路径，并从不同层面提出改进的对策措施。

第一节　江苏健康产业创新生态系统主体优化路径

结合第二章发现的江苏健康产业创新生态系统各类主体特征,分别提出针对企业、高校、科研机构、中介服务机构及政府等各类主体的优化路径。

一、着力培养创新型企业

在健康产业创新发展系统中,具有创新能力的企业是技术创新的核心主体,也是促进创新生产群落发展的核心力量。江苏健康产业中的企业数量和整体产业规模在全国处于领先地位。在全球科技加速发展、产业快速变革的背景下,江苏健康产业迫切需要培育一批真正拥有核心技术、具有核心竞争力的创新型企业。

引培结合,构建创新型企业群落。一方面,强化企业创新主体地位,鼓励江苏健康产业中有能力的企业加强自主创新、内部研发,发挥领军企业的带头作用和示范效应。强化政策支持和引导,实施创新型企业培育行动计划,重点培育一批创新型领军企业,支持民营企业和中小微企业开展健康领域创新活动,加快形成健康产业创新型企业集群。另一方面,强化政策支持,优化政策环境,提升区域吸引力,引进海内外创新能力强的龙头企业;进一步优化江苏创新环境,落实激励创新的相关优惠政策,使江苏成为健康产业创新型企业集聚的高地。

加强产学研融合,完善企业、政府、科研机构三方合作机制。鼓励健康企业与高校、科研机构合作共建,充分吸收、利用外部创新资源,在降低创新风险的同时提高创新效率,完善健康产业创新链条。鼓励企业将研发需求与科研机构优势创新资源相结合,面向江苏和国内外健康市场的新需求,鼓励各类健康相关创新主体的培育和孵化,形成基于市场的、可持续的产学研合作机制,促进企业创新成果产品化、商业化。

加大支持和投入,提高企业创新能力。在人才方面,加大对企业建设国家重点实验室、工程(技术)研究中心、技术中心等创新载体的支持力度,建立相应的人才引进、培养与激励机制,吸引顶尖人才和人才团队。在资金方面,通过成立专项资金等方式,加大对创新型企业的资金支持力度;拓展创新型企业融资渠道,建立多渠道、多层次的投融资体系,为创新型企业发展提供资金保障。在政策方面,相关优惠政策适当向创新型企业倾斜,尤其是加大对健康产业长期发展具有重大影响的创新项目的支持力度。

二、用好高校创新资源

江苏在高等院校数量和质量方面都位于全国前列,与健康产业直接相关的医药高等院校有十余所,为江苏健康产业创新发展带来独特的高等教育资源优势。在构建江苏特色的创新生态系统、加快推进经济转型升级过程中,也必须充分发挥这一优势,用好高校的创新资源。

提升高校的科研能力,加大对高校科研资金投入和科研人才培养力度,培育基础性研究的学科带头人,完善人才评价体系,在科研考核方面破"四唯",建立以质为主的评价制度。重视与健康相关的基础性学科、交叉学科和新兴学科的发展,鼓励高校开展具有探索性的基础研究,形成具有较高水平的基础研究体系。

强化高校科研成果转化,发挥高校科研、技术、人才优势。充分发挥科学研究对健康产业发展的引领作用,发挥科研成果的纽带作用,促进高校科技创新成果就地或离岸转化,推动科研进步与产业发展的相互促进。建立公平有效的激励机制,促进高校科研技术成果供需对接。

推动高校与健康产业进行深度融合,鼓励高校主动与产业进行精准对接,加大资源整合力度,围绕产业实际需求,加强科研创新成果的有效供给。可以通过签订战略合作协议等方式,与企业及其他创新主体共建创新平台载体,建立紧密的利益关系,不断深化合作内涵,提升合作水平,促进高校与健康产业融合发展,合作共赢。另外,高校也要顺应时代和区域经济的发展要求,强化对创新型人才的培养,并在专业设置及课程安排上进行调整,主动与区域经济及产业发展衔接。

三、提升科研机构创新能力

充分发挥科研机构技术支持和智力支持的作用,围绕健康产业发展的难点和热点如健康产业数字化、智能化等方面展开攻关,着力于核心技术研发和应用技术研究方面。参与创新联合体,推动创新体系建设,鼓励健康产业领域建设一批高标准、高水平的新型研发机构,开展产业系统内部或者跨领域、跨部门的创新联合交叉研究。

支持科研机构参与有组织科研,以国家、区域及产业需求为导向,与企业联合共建重点实验室、工程(技术)研究中心、技术转移中心和产业技术创新战略联盟,促进科技交流合作"走出去"和"引进来"相结合,推动科技成果产品化、产业化。

深化产学研合作,加快科技体制改革,推进应用型技术研发机构市场化、企业化发展。加强对科研活动的科学管理和服务保障,为科研人员创造良好创新环境,打破单一、线性的人才评价体系,实行按科研方向选人,以人定项目,向科研人员充分放权赋能。既要发挥市场对各类创新资源配置的决定性作用,促进人才、资本、技术、知识顺畅流动,促进科技创新成果转化为现实生产力,还要加强知识产权运用和保护,引导各类科技成果转化主体建立利益共享、风险共担机制。

四、大力推动中介服务机构发展

作为系统创新的开发者,中介服务机构肩负着缩短健康相关创新成果的转化周期、促进创新循环的责任。在江苏服务于健康产业领域的中介服务机构,如金融、创新平台、人才服务机构和技术市场等近年来快速发展。

继续增加江苏健康产业中介服务机构的多样性和丰富度,推进包括生物医药、医疗装备制造等健康技术的交易。支持行业协会、产权交易中心、技术及金融中介等服务组织的建立、引入及发展。重点支持建设孵化器、加速器等载体,大力引进知名高校、科研院所设立研发机构和技术转化基地。加快公共研发机构建设,推进大中型企业研发机构全覆盖。搭建技术转移和知识产权运营交易平台,推进产业技术联合研究中心、公共技术服务中心、公共检测平台和金融服务平台建设,打通创新生产主体与应用主体之间的创新链条。

以健康需求为中心,促进江苏健康产业生态系统整合群落提升服务意识和服务水平。以市场化运作方式为主,发挥江苏健康产业中介机构催化剂、黏合剂的作用,在技术开放和扩散、信息咨询、成果共享等环节为健康相关创新成果的转化和应用提供全面支持。集中力量建好公共技术服务平台,拓展服务功能,扩大服务范围,提高服务质量,重点孵化器在开展行业共性技术服务、破解健康产业技术难题中充分发挥支撑作用。

五、充分发挥政府作用

政府作为健康产业创新生态系统中的重要主体,会影响到系统中各类创新主体和创新活动。江苏把创新驱动作为经济社会发展的核心战略,将健康产业作为重点发展的主导产业之一,推出了一系列政策及措施,旨在为健康产业创新发展营造良好的创新环境,提供高质量的服务支撑。

制定政策体系,优化创新制度环境。健康产业创新风险大、周期长、成本高,稳定的政策预期、完整的政策体系和整体政策优势对于培育创新生态系统来说至关重要,打造创新生态系统首先要完善创新政策体系,打造创新政策高地。发挥政府政策引导作用,需要把握生态系统式创新的特征趋势,优化政策设计,覆盖创新生态系统中的各个主体、链条和环节。转变政府职能,提升政策含金量,激发市场创新活力,调动和激发创新主体的创新动力,着力推进健康产业创新领域已有优惠政策的落地实施。

提供全面保障,优化创新服务环境。支持健康产业领域公共科技资源共享平台、创新服务平台、公共科研设备和资源平台建设,支持各类创新主体创新资源共享。对不涉及保密和专利保护的数据和信息向社会开放,发挥健康数据服务和增值作用,实现健康信息资源共享。引导加快重点领域产业技术创新服务平台建设,构建科技服务产业发展的新机制。建设统一开放的技术交易市场,引导更多资源向健康产业创新汇聚,完善创新价值实现机制。

第二节 江苏健康产业创新生态系统运行优化路径

根据第四章发现的江苏健康产业创新生态系统运行中存在的问题,分别提出提高系统创新效率、促进系统协同共生和提升系统创新韧性的优化路径。

一、提高系统创新效率

(一)提高创新生产效率

统筹健康产业创新主体,避免同质化建设,从组织管理角度扩大健康产业的规模,提升其效率,通过创新产业组织模式和管理模式形成集聚效应。充分利用江苏丰富的高校资源和研发资源,加强健康领域的基础研究和原始创新。从政策、人才和资金等各方面加大对创新生产群落的支持,激发科研机构、高校的创新活力。着力加强医药产业相关领域高层次原创性研究和基础性研究,解决"卡脖子"技术难题。

在当前健康产业创新投入大、成果多、产生技术进步的时期,更需要整合优质资源、优质平台,进行跨部门、跨机构、跨区域合作,实现集群式发展,提升健康产业创新生态系统的运行效率;推动重大关键技术突破,形成标志性成果,提升健康产业创新生产过程的质量和效率。

（二）提高创新整合效率

由于健康产业创新整合阶段各行为主体价值取向的不一致，整合过程可能出现自组织、自调节功能的失灵，需要政府发挥好公共服务职能，搭建高水平公共服务平台，形成并维持良好的市场秩序。发挥各类创新中介的桥梁作用，为健康产业创新的整合提供所需的资源及专业的服务，促进由知识成果向产业成果转化过程中效率的提高。

增强医药产业创新分解、开发种群的多样性，提高丰富度，缩短健康相关创新成果的转化周期，推进包括生物医药、医疗装备制造等健康技术在内的交易。支持行业协会、产权交易中心、技术及金融中介等服务组织的建立、引入及发展，与创新市场群落和应用群落形成有机结合的创新链，促进创新循环。助力创新要素的交互融合，跨越创新与成果产业化之间的鸿沟。继续加大力度建立健康产业高水平创新中心和平台，发挥各个领域龙头企业的领航作用和示范效应，增强产业链垂直及横向的整合能力，促成产业创新辐射和协同效应。

（三）提高创新应用效率

充分发掘健康成果应用需求，进一步规范市场秩序，吸引和带动更多主体进入江苏健康产业以壮大应用群落规模。通过搭建供需对接平台、打通技术成果供求渠道、完善技术市场体系来解决供需信息不对称的问题，加速健康产业领域创新成果的应用。

在医药制造、医疗器械等传统优势领域继续发挥龙头企业的带动效应；在健康管理、养老服务等未来发展的重点领域培育一批带动能力强、成长性高的骨干企业。针对健康制造业，推动传统医药制造企业转型升级，运用互联网技术进行智能制造改造。针对健康服务业，降低市场准入门槛，鼓励社会力量提供包括医疗服务在内的多层次、多样化健康服务。在丰富健康产业应用主体种类、增加健康产业应用主体数量的同时，也应制定相应规则以促进江苏健康产业创新生态系统应用群落的有序竞争和健康发展，尽量避免无序竞争以及低水平重复建设。

二、促进系统协同共生

(一)加强系统创新主体间的协同

促进江苏健康产业创新生态系统各创新主体和群落之间的协同发展,促进各创新群落在竞争与合作的过程中形成合力,形成以健康需求为导向,企业、高校、科研院所、各类中介服务机构、政府相互协调,产学研用一体化,结构完善的有机创新系统。从技术、服务、业态、模式等各角度全方位进行创新,促进江苏健康产业实现高速发展和向中高端转型。

跨界创新的优势日益凸显,健康产业创新生态系统需要跨界理念,通过物种的交互和创新的融合,打破传统组织的边界,让各类创新主体跨界合作,最大化释放各类主体的创新活力。进一步整合江苏健康产业创新生态系统内横向和纵向创新链条,充分发挥各创新主体的作用,提高创新生态系统的活力和效率。加强政府部门、科研院所、健康产业园区、金融机构之间的共生共创,聚力生产、整合、应用各个环节,共同促进江苏健康产业创新生态系统的协同演进,实现江苏健康产业创新生态系统的可持续创新。

(二)加强创新主体与创新环境间的协同

在软环境和硬环境两方面同时发力,优化健康产业创新环境。在软环境方面,创造适宜的制度环境,在全健康产业营造创新氛围,发挥政府的战略导向作用,建成引导健康产业创新发展的政策体系。综合运用金融、税收等手段为健康产业创新相关方提供政策扶持。在硬环境方面,继续加强配套平台建设,集聚创新要素,强化健康信息共享。聚力做强健康产业园区,在继续优化已有健康产业园区的同时,打造健康产业创新一站式基地,为健康创新提供适宜的环境。

充分利用环境资源,强化创新主体与环境的协调共生。由波士顿和瑞士健康产业创新生态系统的经验可知,系统的完善和创新活力的增强依靠系统整体协同。建立多元化、多层次、多渠道的科技创新投融资体系,为创新主体提供资金支持。推进创新文化在江苏健康产业创新生态系统中的渗透,为各创新群落创设良好的知识交流、共享氛围,助力江苏健康产业高质量可持续发展。对大数据、物联网、云计算等技术合理应用,加快新兴技术资源和健康产业领域资源的融合,实现产业创新主体与创新环境的共同演化。

三、提高系统创新韧性

(一)提高系统缓冲性,增加防御力

扩大健康产业规模,提高集聚程度。随着健康产业规模的扩大和集聚程度的增加,各项资源的集聚带来正外部性,如资源的优化配置、知识的集聚与扩散等,有利于健康产业的发展实现增速到提质的转型。优化配套基础设施和服务设施,出台支持性政策鼓励健康产业集群式发展,培育一批具有影响力和核心竞争力的健康领域企业。

提高区域经济发展和创新的整体水平,优化创新环境。良好的区域经济和创新实力能够为健康产业提供更丰富的资源,也能提高产业抗风险能力。江苏经济发展水平和创新水平位于全国前列,为健康产业创新发展提供了良好的支撑。继续深入优化创新环境,提高知识、人才等各项创新要素的黏性。通过增加产业的集聚程度和规模,提高江苏健康产业创新生态系统的缓冲性,进而增强系统在不确定环境下的抵御风险能力。

(二)提高系统多样性,增强应对力

全方位促进健康产业创新生态系统多样繁荣发展。一是子产业领域的多样性。除了保持江苏在生物医药、医用器械制造领域的集群领先外,还要注重相对薄弱的健康服务业,如健康保险、健康管理、健康信息服务等子产业的发展,增加整个产业系统的多样性。二是创新主体的多样性。培育具备多种类型的创新能力、转化能力更强的新型科研机构,打造各类主体共享共用的平台,加快高质量孵化器建设等。三是创新人才的多样性。打造产学研多方协同育才模式,着重培养不同层次、具有不同能力的人才。通过多主体用人单位的合作协同,加大多样性健康领域人才的培育和引进力度。营造多领域、多种群互利共生的创新环境,以增强江苏健康产业创新生态系统遇到外部冲击时的应对能力。

(三)提高系统流动性,增强恢复力

促进各类资源和要素在健康产业创新生态系统内的流动。打造有利于创新资源和要素流动的载体,加强对知识产权运营交易中心、人才信息平台、融资平台以及技术产权交易平台等机构的建设,推动人才、资金、知识、技术等资源加速流动。在此基础上促进各类主体的互动,通过互动以及来自外界的刺激和外界信息交互激发出新知识、新方法、新理念,促进各类创新资源合理配置。

打破创新资源和要素流动的空间边界限制。江苏各区域健康产业发展各具特色,聚集了一定的力量和优势,应制定区域间、部门间人才、技术等资源流动的激励政策,打破创新要素流动的壁垒,提高健康产业创新要素流动的顺畅度和效率。同样地,还要为江苏与国内外其他区域创新要素流动提供便利条件,以开放的格局运用和整合资源,进一步增强系统的流动性,增强江苏健康产业创新生态系统遇到外部冲击时的恢复能力。

(四)提高系统进化性,增强更新力

具有核心能力和竞争力的产业系统能够在受到外部冲击和扰动后,通过适应环境和自我调整不断成长和自我超越,完成系统进化。为提高健康产业核心能力和竞争力,需要强化创新引领的发展理念,增加对健康产业系统的创新投入。进一步强化健康创新战略,统筹推进健康产品与服务、健康生产与运营、健康组织与管理以及健康商业模式创新,形成协调一致的创新系统。进一步增加创新投入,引培结合以集聚优秀创新人才,多渠道融资以积累健康领域创新资本,培育高质量创新主体,提升创新主体的成长和自我超越的能力,增强江苏健康产业创新生态系统遇到外部冲击时系统内部进行自适应、自组织演化的更新能力。

第三节　江苏健康产业创新生态系统发展对策建议

一、加强顶层设计，引导创新升级

依据创新生态系统的理念，加强健康产业发展的顶层设计和规划，加速健康产业向生态系统式创新发展阶段演进。在政策设计时，把握创新的新趋势，统筹完善政策体系。在创新理念方面，不再是供给主导而是以需求为导向，相应政策应以推动科技及产业发展为目标，着力推动健康领域"卡脖子"技术攻关；同时关注人民健康需求变化，促进商业模式创新和产学研用共创。在创新主体方面，不再是单一主体而是多元群落，相应政策应覆盖不同类别创新主体，针对不同主体的特征设计能够激发主体创新活力、提升主体创新能力的政策措施。在创新活动方面，不再封闭孤立而是开放协同，相应政策应顺应开放式创新的特征，促进各类创新要素和创新资源的流动，激励不同主体间共创共生。

在江苏经济产业发展大局中明确健康产业定位，各区域深入分析自身的短板和优势，确定适合自身发展需求的健康产业发展目标和主导产业，在强化各区域自身特色的同时注重区域间的互补和协同。各区域在创新发展过程中打破创新资源、创新要素的壁垒，促进人才、资金、知识的自由流动，促进健康产业创新知识和成果的集聚与扩散。

二、强化创新意识，培育高质量创新主体

实施健康产业高质量发展，不但要将创新理念渗透到政府对健康产业的规划和监管上，而且要植根于资源型企业的生产和经营中。健康企业应树立更好、更快、更高质量的观念，不以利润最大化为唯一目标，还要注重保障人民健康的社会效益和终极目标。健康企业要摒弃传统的以产品为中心的观念，转为以人民群众健康需求为中心，树立服务意识，通过

加大各类服务要素的投入和产出,完善产业链,提升价值链,提高服务群众、服务社会的质量和能力。

培育高质量创新主体,通过市场机制激励健康产业主体创新发展。在政府监管和合理规划的基础上,发挥市场手段,鼓励多种资本形式参与健康产业的多元化经营。积极推进服务能力强的龙头企业发展壮大,发挥引领作用,推动服务型健康产业集群的建立及发展。对传统健康制造型企业进行服务化转型升级,增强企业以及产业的整体竞争力和可持续发展能力。鼓励新生企业进入健康服务领域,开展培训、辅导等活动,推广服务化发展的新理念。

三、突出创新驱动,提升产业创新能力

在科技创新方面,提升健康产业的自主创新能力是健康产业高质量发展的有效手段。健康产业高质量发展的过程,也是技术创新能力提升、技术要素投入加大、技术贡献率增加的过程。对健康产业面对的共性问题,可以通过协同创新、联合攻关,提高科技开发的效率,弱强其效应。

在模式及业态创新方面:发展创新模式,通过健康产业链整合,建立精准化新型诊疗服务模式,数字化、智能化医疗服务模式,健康管理型医疗服务模式等;培育如健康养老、健康旅游、健身休闲等新兴服务业态、融合业态,加大对新兴业态的支持力度,推动相关业态快速发展和高质量发展。

在体系创新方面,集成各类要素,建立服务化、产业化导向明晰的健康产业生态创新系统,通过集群化发展推动各类创新在健康产业生态链中的推广和应用。

四、注重人才培养,奠定创新人才基础

实现创新发展,是在健康产业经营理念、产业领域、技术水平、管理能力等各方面的全面变革,需要大量的高级专门人才,尤其是具有高质量思维能力的技术和管理人才。健康产业应采取多种手段相结合的方式,拓

宽高层次、紧缺人才的引进渠道和培养力度,解决人才瓶颈问题。通过在落户、住房、配偶就业、子女入学等方面提供优惠政策,结合持股入股、股票期权、成果有偿转让等激励方式吸引海内外优秀人才。加强校企合作,在高校设立健康特色专业和课程,以定向招生、订单培养等方式,培养健康产业高质量发展需要的专门人才。完善和健全在职教育,渗透健康产业服务社会、服务市场的理念,提升健康从业人员的技术素养、管理素养和市场意识。建立健全健康专业人才薪酬、评价、考核、管理体系,为健康产业高质量发展奠定坚实的人才基础。

五、加强创新合作与竞争,提升产业竞争力

积极参与健康产业合作创新。在美国、日本、欧洲等发达国家和地区,健康产业尤其是健康服务业起步早、发展快、规模大,在全球的健康产业中占主导地位。其注重发展质量、注重研发投入、注重企业形象以及积极拓展海外市场的发展模式可为江苏的健康产业发展提供宝贵的借鉴和经验。同时,面对老龄化、慢性病、环境污染和气候变化等全球性问题的威胁,健康资源的国际流动加速,参与国际合作有利于江苏与其他国家和地区健康资源共享,共同推进健康产业创新发展。

积极参与国际健康产业市场竞争。鼓励健康产业的国际化经营,开拓海外市场,加强健康产品和服务的国际贸易。引进国外专业健康企业,在学习优秀外企的经验和做法的同时,促进市场良性竞争;同时鼓励具有技术优势的健康企业,通过技术输出和产品出口,提升国际市场影响力和竞争力。构筑开放的格局,通过高质量发展实现健康产业的升级与优化,提升健康产业在全球价值链中的地位。

六、抢抓数字机遇,赋能产业智慧发展

借助江苏数字经济和科技创新方面的优势,促进健康产业与新一代信息技术的融合创新。建立完善的政策体系,为数字健康产业发展营造良好的环境。一方面,鼓励健康产业创新系统内部相关主体形成联盟,对

健康数据资源联合开发、共同利用；另一方面优化数字基础设施并为健康数字产品搭建平台，创造应用场景，推动数字健康新生态的形成。

推动健康产业深化数字化转型，促进数字技术在健康领域的应用。鼓励健康领域创新主体运用云计算、大数据、物联网、人工智能等技术，实施数字化、智能化改造，促进数字技术与健康产业领域的协同发展。提高健康产业通过挖掘数据价值、优化商业模式、整合外部资源、优化业务流程等路径提升价值创造的能力。用好数字要素，激发健康产业创新生态系统的创新活力，提升系统的开放度与共享度，加速健康领域创新的生产与转化，促进健康产业创新生态系统智慧发展。

本章小结

实现健康产业创新生态系统的良性发展需要从多条路径出发，配合各方面的措施对系统发展进行优化。本章回应前面章节发现的江苏健康产业创新生态系统的主体特征和系统运行状态，针对不同主体和系统运行的不同方面提出优化路径。最后从加强顶层设计、强化创新意识、突出创新驱动、注重人才培养、加强创新竞争合作与竞争以及抢抓数字机遇等六个方面提出对策建议，促进江苏健康产业创新生态系统向更高水平演化。

参考文献

Adner R., Kapoor R, "Value creation in innovation ecosystems: how the structure of technological interdependence affects firm performance in new technology generations" [J]. *Strategic Management Journal*, 2010, 31(3).

Becky F., Tomas C.P., "Digital transformation is about talent, not technology" [J]. *Harvard Business Review*, 2020(6).

Benbya H., Nan N.TanriverdiH., et al., "Complexity and information systems research in the emerging digital world" [J]. *MIS Quarterly*, 2020, 44(1).

Dawson Q., "Anurag agrawal: harnessing digital technologies for better health" [J]. *The Lancet*, 2021, 398(10312).

Dehnert M., "Sustaining the current or pursuing the new: incumbent digital transformation strategies in the financial service industry" [J]. *Business Research*, 2020(13).

Dragomirov N., Boyanov L., "Supply chain management and logistics big data challenges in bulgaria" [J]. *Scientific Journal on Transport and Logistics*, 2021, 12(1).

Färe R., Grosskopf S., Norris M., et al. "Productivity growth, technical progress, and efficiency change in industrialized countries" [J]. *The American Economic Review*, 1994, 84(1).

Hermes S., Riasanow T., Clemons, E.K., et al. "The digital transformation of the healthcare industry: exploring the rise of emerging platform ecosystems and their influence on the role of patients" [J]. *Business research*, 2020, 13(3).

Hinings B., Gegenhuber T., Greenwood R., "Digital innovation and transformation: an institutional perspective" [J]. *Information and Organization*, 2018, 28(1).

Holling C.S.,"Resilience and stability of ecological systems"[J]. *Annual Review of Ecology & Systematics*, 1973, 4(4).

Hundt C., Holtermann L.,"The role of national settings in the economic resilience of regions: evidence from recessionary shocks in Europe from 1990 to 2014"[J]. *Growth and Change*, 2020,51(1).

Jacobides M.G., Knudsen T., Augier M., "Benefiting from innovation: value creation, value appropriation and the role of industry architectures"[J]. *Research Policy*, 2006, 35 (8).

Klinker K., Wiesche M., Krcmar H., "Digital transformation in health care: augmented reality for hands-free service innovation"[J]. *Information Systems Frontiers*, 2020, 22(6).

Li D., Chen Y., Miao J.,"Does ICT create a new driving force for manufacturing? evidence from Chinese manufacturing firms"[J]. *Telecommunications Policy*, 2021, 46(1).

Li L., Su F., Zhang W., "Digital transformation by SME entrepreneurs: a capability perspective"[J]. *Information Systems Journal*, 2018, 28(6).

Liu Z., Chen X., Chu J., et al.,"Industrial development environment and innovation efficiency of high-tech industry: analysis based on the framework of innovation systems" [J]. *Technology Analysis & Strategic Management*, 2018(30).

Martin P., Ottaviano G.,"Growing locations: industry location in a model of endogenous growth"[J].*European Economic Review*, 1999(2).

Martin R., "Regional economic resilience, hysteresis and recessionary shocks"[J]. *Journal of Economic Geography*, 2012, 12(1).

Matyas D.,Pelling M.,"Positioning resilience for 2015: the role of resistance, incremental adjustment and transformation in disaster risk management policy"[J]. *Disasters*, 2015, 39(S1).

Moi L., Cabiddu F.,"Leading digital transformation through an Agile Marketing Capability: the case of spota home" [J]. *Journal of Management and Governance*, 2021, 25(4).

Moore J.F.,"Predators and prey: A new ecology of competition"[J]. *Harvard Business Review*, 1993, 71(3).

Pendall R., Foster K.A., Cowell M.,"Resilience and regions: building understanding of the metaphor"[J]. *Cambridge Journal of Regions, Economy and Society*, 2010, 3(1).

Pilzer P.Z., *The new wellness revolution: how to make a fortune in the next trillion dollar industry*[M]. New York: John Wiley & Sons, Inc., 2007.

Rogers D.L.,*The digital transformation playbook: rethink your business for the digital age*[M]. New York: Columbia University Press, 2016.

Vial G.,"Understanding digital transformation: a review and a research agenda"[J].*The Journal of Strategic Information Systems*, 2019, 28(2).

Wang Q., Hang Y.,Sun L., et al., "Two-stage innovation efficiency of new energy enterprises in China: a non-radial DEA approach"[J]. *Technological Forecasting and Social Change*, 2016(112).

Wang Y., Zhu Z., Liu Z.,"Evaluation of technological innovation efficiency of petroleum companies based on BCC - malmquist index model"[J]. *Journal of Petroleum Exploration and Production Technology*, 2019(9).

Warner K., Maximilian W., "Building dynamic capabilities for digital transformation: an ongoing process of strategic renewal"[J]. *Long Range Planning*, 2019, 52(3).

Wiesböck, F.Hess,T.,"Digital innovations: embedding in organizations" [J]. *Electronic Markets*, 2020,30(1).

Gurbaxani V., Dunkle D.,"Gearing up for successful digital transformation"[J]. *MIS Quarterly Executive*, 2019, 18(3).

安家骥,狄鹤同,刘国亮.组织变革视角下制造业企业数字化转型的典型模式及路径[J].经济纵横,2022(02).

曾冰,张艳.区域经济韧性概念内涵及其研究进展评述[J].经济问题探索,2018(01).

陈晓东,刘洋,周柯.数字经济提升我国产业链韧性的路径研究[J].经济体制改革,2022(01).

池毛毛,王俊晶,王伟军.数字化转型背景下企业创新绩效的影响机制研究——基于NCA与SEM的混合方法[J].科学学研究,2022,40(02).

谷方杰,张文峰.基于价值链视角下企业数字化转型策略探究——以西贝餐饮集团为例[J].中国软科学,2020(11).

何向武,周文泳,尤建新.产业创新生态系统的内涵、结构与功能[J].科技与经济,2015(04).

胡甲滨,俞立平.创新韧性对高技术产业创新的影响机制与特征研究[J].科技进步与对策,2022(01).

黄如意,井淇.数字化时代的数字健康:内涵、特征、挑战与治理路径[J].卫生经济研究,2022,39(06).

兰海霞,赵雪雁.中国区域创新效率的时空演变及创新环境影响因素[J].经济地理,2020,40(02).

李北伟,宗信,李阳.产业视角下国内外数字化转型研究:综述及展望[J].科技进步与对策,2022,39(02).

李刚,徐波.中国城市韧性水平的测度及提升路径[J].山东科技大学学报(社会科学版),2018,20(02).

李连刚,张平宇,谭俊涛等.韧性概念演变与区域经济韧性研究进展[J].人文地理,2019(02).

李培哲,菅利荣,刘勇.基于DEA与Malmquist指数的区域高技术产业创新效率评价研究[J].工业技术经济,2019,38(01).

李晓雪,路红艳,林梦.零售业数字化转型机理研究[J].中国流通经济,2020,34(04).

李煜华,张敬怡.先进制造业发展政策量化评价与优化路径[J].统计与决策,2022,38(10).

李政,杨思莹.财政分权、政府创新偏好与区域创新效率[J].管理世界,2018,34(12).

梁林,赵玉帛,刘兵.国家级新区创新生态系统韧性监测与预警研究[J].中国软科学,2020(07).

林婷婷.产业技术创新生态系统研究[D].哈尔滨:哈尔滨工程大学,2012.

刘晓星,张旭,李守伟.中国宏观经济韧性测度——基于系统性风险的视角[J].中国社会科学,2021(01).

陆华杰.做优做强健康产业的策略选择[J].人民论坛,2023(01).

马赛,李晨溪.基于悖论管理视角的老字号企业数字化转型研究——以张弓酒业为例[J].中国软科学,2020(04).

孟凡生,赵刚.传统制造向智能制造发展影响因素研究[J].科技进步与对策,2018,35(01).

那丹丹,李英.我国制造业数字化转型的政策工具研究[J].行政论坛,2021,28(01).

倪鹏飞,白晶,杨旭.城市创新系统的关键因素及其影响机制:基于全球436个城市数据的结构化方程模型[J].中国工业经济,2011(02).

潘为华,贺正楚,潘红玉等.大健康产业的发展:产业链和产业体系构建的视角[J].科学决策,2021(03).

彭晓静.中国三大城市群工业企业创新效率研究——基于京津冀、长三角、珠三角城市群的比较[J].技术经济与管理研究,2022(04).

申曙光,吴庆艳.健康治理视角下的数字健康:内涵、价值及应用[J].改革,2020(12).

苏杭.经济韧性问题研究进展[J].经济学动态,2015(08).

苏屹,李柏洲.区域创新能力的波动性研究[J].中国科技论坛,2009(08).

孙早,徐远华.信息基础设施建设能提高中国高技术产业的创新效率吗?——基于2002—2013年高技术17个细分行业面板数据的经验分析[J].南开经济研究,2018(02).

王娜,王毅.产业创新生态系统组成要素及内部一致模型研究[J].中国科技论坛,2013(05).

王荣荣,郭锋,张毓辉.新时期健康产业的高质量发展:挑战、机遇与路径研究[J].卫生经济研究,2022,39(06).

王子阳,魏炜,朱武祥等.商业模式视角下的天虹数字化转型路径探索[J].管理学报,2020,17(12).

魏丽莉,张晶.中国共产党领导下所有制变革推进经济韧性提升[J].上海经济研究,2021(05).

肖旭,戚聿东.产业数字化转型的价值维度与理论逻辑[J].改革,2019(08).

徐伟呈,范爱军."互联网+"驱动下的中国产业结构优化升级[J].财经科学,2018(03).

徐媛媛,王琛.金融危机背景下区域经济弹性的影响因素——以浙江省和江苏省为例[J].地理科学进展,2017,36(08).

许玉韫,张龙耀.农业供应链金融的数字化转型:理论与中国案例[J].农业经济问题,2020(04).

尹洁,刘玥含,李锋.创新生态系统视角下我国高新技术产业创新效率评价研究[J].软科学,2021,35(09).

袁淳,肖土盛,耿春晓等.数字化转型与企业分工:专业化还是纵向一体化[J].中国工业经济,2021(09).

张家彬,张亮,纪志敏.大健康产业的发展桎梏与纾困路径[J].江淮论坛,2022(02).

张军,许庆瑞.企业知识积累与创新能力演化间动态关系研究:基于系统动力学仿真方法[J].科学学与科学技术管理,2015(01).

张立杰,梁锦凯.我国丝绸之路经济带沿线省(市、区)高技术产业创新效率研究——基于DEA-Malmquist-Tobit方法[J].科技进步与对策,2019,36(13).

张明斗,冯晓青.中国城市韧性度综合评价[J].城市问题,2018(10).

张鹏,周恩毅,刘启雷.装备制造企业数字化转型水平测度——基于陕西省调研数据的实证研究[J].科技进步与对策,2022,39(07).

张振刚,张君秋,叶宝升等.企业数字化转型对商业模式创新的影响[J].科技进步与对策,2022,39(11).

赵宸宇,王文春,李雪松.数字化转型如何影响企业全要素生产率[J].财贸经济,2021,42(07).

赵瑞东,方创琳,刘海猛.城市韧性研究进展与展望[J].地理科学进展,2020,39(10).

赵彦云,甄峰,吴翌琳等.金融危机下的中国区域创新能力——中国31个省区市创新能力指数2008年实证和2009年展望[J].经济理论与经济管理,2009(08).

赵玉帛,张贵,王宏.数字经济产业创新生态系统韧性理念、特征与演化机理[J].软科学,2022,36(11).

赵长轶,刘海月,邓金堂等.创新生态视角下对外技术引进与高技术产业创新效率关系[J].软科学,2022,37(05).

周利敏.韧性城市:风险治理及指标建构——兼论国际案例[J].北京行政学院学报,2016(02).

周绿林,周云霞,张心洁,等.江苏省健康产业发展升级的驱动因素、问题与对策[J].中国卫生经济,2020,39(01).